Gabriele Schweller

Aktivierungen für Bettlägerige

35 tolle und praktische Ideen für den »Lebensraum Bett«

Von A wie Aromapflege bis Z wie Zehenmassage

schlütersche

»Erweitern Sie den Lebensraum einer sehr sensiblen Personengruppe gezielt mit einfachen Mitteln.«

GABRIELE SCHWELLER

Bibliografische Information der Deutschen Nationalbibliothek
Die Deutsche Nationalbibliothek verzeichnet diese Publikation in der Deutschen Nationalbibliografie; detaillierte bibliografische Daten sind im Internet über http://dnb.de abrufbar.

ISBN 978-3-8426-0836-8 (Print)
ISBN 978-3-8426-9051-6 (PDF)
ISBN 978-3-8426-9052-3 (EPUB)

Nachdruck der 1. Auflage von 2020 (PoD)

© 2020 Schlütersche Verlagsgesellschaft mbH & Co. KG,
Hans-Böckler-Allee 7, 30173 Hannover
www.schluetersche.de

Alle Rechte vorbehalten. Das Werk ist urheberrechtlich geschützt. Jede Verwertung außerhalb der gesetzlich geregelten Fälle muss vom Verlag schriftlich genehmigt werden. Alle Angaben erfolgen ohne jegliche Verpflichtung oder Garantie des Autoren und des Verlages. Für Änderungen und Fehler, die trotz der sorgfältigen Überprüfung aller Angaben nicht völlig auszuschließen sind, kann keinerlei Verantwortung oder Haftung übernommen werden. Die im Folgenden verwendeten Personen- und Berufsbezeichnungen stehen immer gleichwertig für alle Geschlechter, auch wenn sie nur in einer Form benannt sind. Ein Markenzeichen kann warenrechtlich geschützt sein, ohne dass dieses besonders gekennzeichnet wurde.

Titelbild: Robert Kneschke – stock.adobe.com
Covergestaltung und Reihenlayout: Lichten, Hamburg
Satz: Sandra Knauer Satz · Layout · Service, Garbsen
Druck und Bindung: CPI Druckdienstleistungen GmbH, Erfurt

Inhalt

Einleitung ... 8

1 Grundlagen der Bettlägerigkeit ... 11
1.1 Immobilität ... 11
1.2 Bettlägerigkeit ... 14
1.3 Lebensraum ... 15

2 Umgangsformen ... 17
2.1 Der kleine Ausflug ... 17
2.1.1 Den Besuch ankündigen ... 18
2.1.2 Die Anrede ... 20

3 Körper-, Sinneswahrnehmungen und Bewegung ... 22
3.1 Musik hören ... 22
3.1.1 Musik aus der »Box« ... 24
3.1.2 Live-Musik ... 25
3.1.3 Tanzen im Bett ... 26
3.2 Aromapflege ... 29
3.2.1 Arbeit mit Duftölen ... 31
3.2.2 Aromapflege bei der Körperpflege ... 34
3.2.3 Aromapflege bei der Hautpflege ... 38
3.2.4 Aromapflege mit verschiedenen Materialien ... 39
3.3 Füße spüren und Spuren hinterlassen ... 42
3.4 »Ich fühle was, …« – taktile Wahrnehmung mit den Händen ... 48
3.5 Kuscheln im »Nest« ... 53
3.6 Massagen ... 56
3.6.1 Handmassage in fünf Schritten ... 56
3.6.2 Fußmassage in zwölf Schritten ... 61
3.6.3 Kopfmassage in sechs Schritten ... 64
3.7 Kochen am Bett ... 67
3.8 Backen am Bett ... 73

3.9	Kaffeeklatsch am Bett	76
3.10	Teatime	80
3.11	Malen im Bett	86
3.11.1	Malen mit den Fingern	88
3.11.2	Malen mit Schwämmen	91
3.11.3	Malen mal anders	94
3.12	Verwöhnprogramm Haarpflege	98
3.13	Gartenarbeit im Bett	105
3.14	Fühlschnur	108
3.15	Tastdecke	111
3.16	Das Wetter genießen	112
3.17	Fernsehen	113

4 Biografiearbeit, Selbstbestimmtheit und Spiritualität … 118

4.1	Biografie- und Erinnerungsarbeit – das »täglich Brot« in der Pflege	118
4.1.1	Das Berufsleben – ritualisierte Alltagsbegegnung mit viel Routine	121
4.1.2	Hobbys – ritualisierte Alltagsbegegnung mit Abwechslung	127
4.2	Imaginäres Fenster	129
4.3	Fotoalbum	130
4.4	Fantasiereise/Traumreise	132
4.5	Umgebungsgestaltung – Milieugestaltung	135
4.6	Die individuelle Schatzkiste – Erinnerungskiste/Ritualkoffer	140
4.7	Snoezelen – die besondere Art der Entspannung	142
4.8	Märchen: »Es war einmal …«	146
4.9	Glaubensrituale und Spiritualität	149
4.9.1	Die Weltreligionen	151
4.9.2	Kultursensible Sterbebegleitung – religiöse Rituale	168

Schlussworte 172

Literatur 174

Bildnachweis 177

Register 178

Einleitung

Wie leitet man in ein Thema ein, das wir Pflege- und Betreuungskräfte zwar kennen und mit dem wir im Beruf täglich konfrontiert sind, uns aber in seiner Dimension dennoch oft unvorstellbar ist? Wie kann ich die sogenannte Problematik verdeutlichen und Sie als Lesende für die Sache sensibilisieren und »mitnehmen«?

Ich habe mich entschlossen, diese Fragen weniger mit »harten Fakten«, Zahlen oder wissenschaftlichen Studienergebnissen zu beantworten. Vielmehr möchte ich Sie, die Lesende dieses Buches, auf einen Ausflug und eine Reise mitnehmen: einen kleinen Ausflug zu drei Seniorinnen, die bereit waren, mir einen Einblick in ihren Lebensraum zu gewähren. Und uns dann gemeinsam auf den Weg zu machen, den »Lebensraum Bett« besser kennenzulernen. Bitte folgen Sie mir!

> **Beispiele** — Frau Schulte, Frau Bruns und Frau Weller

»Wie geht es Ihnen? Gut! Das ist schön – ich freue mich für Sie. Wie wohnen Sie eigentlich, Frau Schulte? Aha, in einem schönen Haus mit Garten. Und Sie, Frau Bruns, wenn ich fragen darf? Sie wohnen in einer kleinen Stadtwohnung von 65 Quadratmetern mit Loggia. Prima, das hört sich nett an.
Dann wollen wir mal unsere kurzen Rundgänge durch Ihr jeweiliges Zuhause starten, ich bin schon ganz gespannt. Starten wir mit dem Haus von Ihnen, Frau Schulte: Die Einfahrt verspricht einiges – alles wirkt sehr einladend. Die Haustür ebenso ... und diese Garderobe, sehr geschmackvoll. Hier fühlt man sich sichtlich gut empfangen. Oh, und der offene Wohnbereich ist großzügig gestaltet. Diese hellen ansprechenden Farben und diese Aussicht. Bitte entschuldigen Sie, dass ich jetzt bitte unbedingt den Garten sehen möchte. Diese Aussicht zieht mich magisch an! Sie haben sich hier ja ein kleines Paradies geschaffen. Dieser Teich mit Springbrunnen und der Bachlauf. Und der Kräuter- und Gemüsegarten inmitten der herrlichen Blumenpracht. Ja, Sie wohnen hier in einem kleinen Idyll. Darf ich nun die verbleibenden Räumlichkeiten sehen? Das ist Ihr Schlafzimmer? Wunderschön. Sehr modern gehalten und doch schon seniorengerecht. Was, Sie haben einen barrierefreien begehbaren Schrank und ein barrierefreies Multifunktionsbad en suite? Da haben Sie wirklich sehr vorausschauend

gedacht. Wie viel Wohn- und Gartenfläche stehen Ihnen zur Verfügung? Aha, 120 Quadratmetern Wohnfläche und 300 Quadratmetern Garten. Eine stattliche Größe – da haben Sie viel Lebensraum zum Entfalten.

Nun freue ich mich aber auf Ihre kleine Stadtwohnung, Frau Bruns. Ach, Ihre Wohnung befindet sich im fünften Stock, und das Haus besitzt einen Aufzug. Das macht vieles leichter, das kann ich nachvollziehen. Wo ist die Tür? Ah, hier, sie ist schlicht aber hübsch mit einer jahreszeitlichen Dekoration und einem handgefertigtem Namenschild versehen. Das macht sie gleich individueller und einladend. Ja, stimmt, Ihre Garderobe ist klein, jedoch sehr stilvoll und sie hat offensichtlich mehr Stauraum als man vermutet. Was verbirgt sich hinter dieser Tür? Das Bad. Die ebenerdige Dusche haben Sie selbst einbauen lassen! Das ist prima und viel bequemer, meine Hochachtung. Der zur Verfügung stehende Raum ist wirklich perfekt genutzt. Wo geht's hier hin? Ins Schlafzimmer ... hier haben Sie ausreichend Platz für alles, oder? Und es gibt ein weiteres Zimmer, das Sie als Büro und Gästezimmer nutzen. Und nun kommt das Highlight: die Wohnküche mit Loggia. Herrlich! Ist das schön gemütlich hier. Was haben Sie einen großartigen Ausblick, da ahne ich doch direkt, welches Ihr Lieblingsplatz ist. Diese schönen Balkonblumen vor diesem Panorama. Ihr Zuhause ist wahrlich ein kleiner Luxus-Lebensraum in luftiger Höhe.

Nun muss ich Sie aber verlassen. Ich begebe mich nun auf die nächste Etappe meiner Reise durch Lebensräume. Wohin ich nun gehe? Jetzt besuche ich einen lieben Menschen in einem kleinen und beschaulichen Lebensraum. Er ist 1,9 Quadratmeter groß und die Person, Frau Weller, die sich darin befindet, ist hilfe- und pflegebedürftig und auf ›fremde‹ Personen angewiesen.
Ich freue mich sehr, dass ich auf diesem Ausflug weiter begleitet werde! Meine Begleitung sagt, sie sei neugierig, da sie sich das gar nicht vorstellen könne, nur knapp 2 Quadratmeter als Lebensraum zur Verfügung zu haben ... Das konnte sich Frau Weller, die diesen minimalen Lebensraum hat, sicherlich auch nicht vorstellen. Doch nun ist es so, und sie hat nur 1,9 Quadratmeter – ihr Bett, an das sie quasi ›gefesselt‹ ist. Das Bett, das ihre ganze Privatsphäre darstellt und ihre Intimsphäre mehr schlecht als recht schützt. Es ist der Ort, der ihr Zuhause darstellt und ihr die einzige Rückzugsmöglichkeit bietet, die sie hat. Da bleibt kein Platz für eine gemütliche Einrichtung, für Entfaltungsmöglichkeiten und meistens noch nicht einmal für eine schöne Aussicht ...«

> **Wichtig** — **Voraussetzungen**
>
> Die in die Pflege und Betreuung eingebundenen Personen müssen die Möglichkeiten haben sowie gewillt und geschult sein, diesen »Lebensraum Bett« für die Betroffenen bestmöglich zu vergrößern, zu individualisieren und zu einem lebenswerten Ort zu machen!

Daher möchte ich Sie einladen, sich mit mir gemeinsam auf die Tour zu begeben und Möglichkeiten zu schaffen, die den hilfe- und pflegebedürftigen, bettlägerigen Personen den Lebensraum vergrößern. Denn der »Lebensraum Bett« bedeutet für die Betroffenen auf kleinstem Raum zu leben – nicht selten eingegrenzt von einem »Zaun« (Bettgitter) in unmittelbarer Nähe, über dessen Sinnhaftigkeit man sicherlich unterschiedlicher Meinung sein kann. Lassen Sie uns gemeinsam schauen, wie man diesen Mini-Lebensraum abwechslungsreicher und attraktiver gestalten und somit »vergrößern« kann – zum Wohle der Betroffenen.

Ehe wir uns jedoch auf dieser Reise weiter fortbewegen, machen wir erst einmal eine kurze Rast im »Gasthaus zur Theorie«. Denn ein kleines bisschen geistige Nahrung schadet nicht. Schließlich ist es wichtig, dass wir auf unserem Ausflug dieselbe Sprache sprechen und uns so auf gemeinsame Routen und Ziele einigen. Denn was bedeuten Bettlägerigkeit und Immobilität im Grunde? Was macht den Lebensraum Bett de facto aus? Diese Fragen klären wir kurz und knapp im Folgekapitel, bevor wir uns im Anschluss daran praktisch mit 1,9 Quadratmeter Lebensraum auseinandersetzen. Ich wünsche Ihnen eine gute Fahrt!

1 Grundlagen der Bettlägerigkeit

Vorab – in der Einleitung – und im Folgenden tauch(t)en immer wieder Begriffe auf, mit denen die körperlichen Zustände, Befindlichkeiten, Umstände und die Umgebung der Betroffenen beschrieben werden:
- Immobilität
- Bettlägerigkeit
- Lebensraum

Damit wir bei der Verwendung der Begriffe annähernd die gleichen Vorstellungen und Voraussetzungen haben, möchte ich diese kurz erläutern und definieren.

1.1 Immobilität

> **Definition** **Immobilität**
>
> Der Duden definiert die Bedeutung von Immobilität* als »einen Zustand der Unbeweglichkeit«. Das Pflegiothek Fachwörterbuchbuch** sagt: »Unfähigkeit zur Bewegung«.
> Fakt ist, dass sich immobile Menschen nicht durch eigene Anstrengungen körperlich bewegen und fortbewegen können – sie sind unbeweglich aus eigenem Antrieb. Die Ausprägungen variieren dabei.
>
> * https://www.duden.de/rechtschreibung/Immobilitaet, abgerufen am 06.11.2019
> ** Fachwörter in der Pflege für die Aus- und Weiterbildung (2007). Pflegiothek, Cornelsen, Berlin.

Die Immobilität ist die stärkste Form der Bewegungseinschränkung. Sie ist neben der Instabilität, Inkontinenz und dem intellektuellem Abbau eine der bedeutendsten Funktionsstörungen im Alter. Betrachtet man die Immobilität jedoch nur (definitionsgemäß) als eine Einschränkung der körperlichen Bewegungsfähigkeit, ist das sehr einseitig. Denn von Immobilität können ebenfalls kognitive, emotionale als auch soziale Fähigkeiten betroffen sein. Dauerhafte Immobilität führt nicht nur zum Abbau der Muskeln und damit der körperlichen Leistungsfähigkeit, sondern schränkt die Betroffenen massiv in ihrer persönlichen Handlungsfähigkeit und Autonomie ein. Die Folgen sind ein hoher Pflegebedarf und soziale Isolation[1].

Entsprechend der Studien nach Frau Prof Dr. Abt-Zegelin[2] durchläuft die Immobilität fünf Phasen.

Die fünf Phasen der Immobilität
1. **Phase: Die Instabilität tritt hervor.**

Eine ältere Person hat eine zunehmende Gangunsicherheit (Ursachen können Arthrosen, Zustand nach Apoplex oder andere Erkrankungen sein). Diese und andere gesundheitlichen Probleme stellen die Person vor eine enorme Herausforderung. Die ältere Person benötigt im Grunde ein Hilfsmittel, beispielsweise einen Gehwagen (im Fachjargon Rollator). Oft steht dieser aber nicht zur Verfügung, weil er noch nicht beantragt oder besorgt wurde. Eine etwaige, zunehmende Blasenschwäche (Inkontinenz) trägt dazu bei, sich bei Toilettengängen unwohl, gehetzt und unsicher zu fühlen. Sehr häufig leiden Frauen am meisten darunter. Sie beginnen weniger zu trinken, damit sie nicht so häufig zur Toilette müssen. Damit schreitet aber ihre körperliche Instabilität voran. Durch weniger Mobilität und körperliche Aktivität sowie zu wenig Flüssigkeitsaufnahme können zudem Kreislaufschwierigkeiten auftreten.

---

[1] Mamerrow R, Schäffler A (2017): Immobilität. Verfügbar unter: https://www.apotheken.de/krankheiten/5811-immobilitaet, abgerufen am 20.04.2019
[2] Zegelin A (2013): Festgenagelt sein. Der Prozess des Bettlägerigwerdens. Hogrefe AG, Bern.

2. **Phase: Ein Ereignis findet statt.**
   Eine ältere, vielleicht sogar schon etwas hilfe- und pflegebedürftige Person erleidet beispielsweise einen Sturz mit und ohne Klinikaufenthalt. Oder sie muss einen Klinikaufenthalt aus anderen Gründen durchleben und ist daher für eine gewisse Zeit eingeschränkt und weniger mobil. Nach diesem Ereignis ist die Person umso mehr auf Hilfsmittel angewiesen, benötigt u. U. einen Rollstuhl.
3. **Phase: Eine Immobilität im Raum entwickelt sich.**
   Die Bewegungseinschränkung erhöht sich. Die Betroffenen verweilen lange an einem Ort. Der Transfer Bett/Rollstuhl wird mühsamer, ist nur noch mit Unterstützung möglich. Dazu kommt, dass der Transfer oft als unsicher erlebt wird: Es wird gezerrt, gehoben und/oder geschoben. Die Betroffenen reagieren mit Vermeidung als Vorsichtsmaßnahme, wollen dieser Unsicherheit »entkommen«. So kann sich ein erhöhtes Liegebedürfnis zeigen, was gelegentlich von einer unzureichend angepassten Möblierung der näheren Umgebung verstärkt wird.
4. **Phase: Die Ortsfixierung rückt in den Vordergrund**
   Ein selbstständiger Ortswechsel ist für die Betroffenen nicht mehr möglich; die Hilfsbedürftigkeit wächst. Dazu gehört oft ein In-Kauf-Nehmen langer Wartezeiten als »Rücksichtnahme« auf andere Pflegebedürftige zum Lebensalltag. Viele hilfe- und pflegebedürftige Personen beginnen so, sich beispielsweise auf dem Sofa »gemütlich einzurichten« und alles in greifbarer Nähe liegen zu haben. Langeweile wird mit einem Nickerchen vertrieben. Die Ruhe- und Schlafphasen nehmen deutlich zu, die Person wieder sichtlich immobiler.
5. **Phase: Strikte Bettlägerigkeit tritt ein**
   Das Bett wird zum zentralen Lebensort. Es wird nicht mehr verlassen – weder zur Grundpflege noch zum Toilettengang oder zum Einnehmen der Mahlzeiten. Damit tritt eine völlige Abhängigkeit von Hilfe ein, zudem wird der weitere Verlust von Privatsphäre offensichtlich.

1.2 Bettlägerigkeit

> **Definition** Bettlägerigkeit
>
> Unter Bettlägerigkeit versteht man das Unvermögen, über längere Zeit zu sitzen oder zu stehen. Vor allem ältere, kranke, hilfe- und pflegebedürftige Menschen sind davon betroffen. Bettlägerigkeit beginnt, wenn sich ein Mensch nicht mehr ohne personelle Hilfe von einem Ort zum nächsten bewegen kann.

Bettlägerigkeit ist mit einer maximalen motorischen funktionellen Einschränkung aller körperlichen Gliedmaßen verbunden. Der betroffene Mensch hat aufgrund enormer gesundheitlicher Einschnitte das Unvermögen, einen längeren Zeitraum im Sitzen oder im Stehen zu verbringen.

Bettlägerigkeit ist ein langfristiger Daseinszustand, bei dem sich der Mensch die überwiegende Zeit des Tages und in der Nacht im Bett oder anderen Liegemöbeln aufhält. Hierbei ist es egal, ob man sich liegend, halbsitzend oder aufrecht befindet. Entscheidend ist, dass »die Beine oben« sind.

Diese auf Dauer ausgelegte körperliche Inaktivität wirkt sich unvermeidlich ganzheitlich auf den Körper aus. Es entsteht ein sogenanntes **Immobilitätssyndrom**. Die Folgen davon können sein:
- Obstipationsgefahr (Verstopfungsneigung)
- Infektionsgefahr (anfällig für infektiöse Erkrankungen wie grippale Infekte, Harnwegsinfekte etc.)
- Thrombosegefahr (Verstopfungsgefahr der Gefäße)
- veränderte Atmung (bezogen auf Atemrhythmus, Atemtiefe, Atemfrequenz)
- Verwirrtheitszustände (unabhängig von einer demenziellen Erkrankung!)
- Körperbildstörungen (Verlust der Körperwahrnehmung, der Körperorientierung, des Körperbewusstseins, des Körperschemas etc.)
- Dekubitusgefahr (lokale Hautschädigung aufgrund längerer Druckbelastung, welche die Durchblutung der Haut stört)

- Machtlosigkeit (Gefühl der Hilflosigkeit, Verlust von Einflussmöglichkeiten auf eigene Wünsche, Bedürfnisse und Bedarfe)
- körperliche, seelische und soziale Beeinträchtigungen, die oft in der Deprivation oder Isolation enden

Dieses »Anderssein« kann zu einer Qual werden – erst verliert die bettlägerige Person ihren sozialen und biografischen Raum. Später schwindet auch noch der Schutz der Privat- und Intimsphäre dahin. Die hilfe- und pflegebedürftige, bettlägerige Person wird unbeabsichtigter Weise auch ihres natürlichen Schamgefühls beraubt. Ganz am Ende der Auswirkungen steht dann nicht selten der Verlust des Lebensmutes der betroffenen Personen.

1.3 Lebensraum

> **Definition** — **Lebensraum**
>
> Der Duden definiert Lebensraum als »*Raum, Umkreis, in dem sich jemand oder eine Gemeinschaft [frei] bewegen und entfalten kann.*«*
>
> * https://www.duden.de/rechtschreibung/Lebensraum, abgerufen am 11.11.2019

Der Lebensraum ist auch abhängig von der Lebenswelt, in der sich eine Person befindet. Diese Anschauung hat ihre Wurzeln im philosophischen sowie soziologischen Bereich. Denn unter Lebenswelt wird ein grundlegendes Gefüge von natürlichen und sozialen Gegebenheiten verstanden, welches uns Menschen so vertraut und selbstverständlich ist, dass wir es kaum mehr wahrnehmen und wertzuschätzen wissen. Die Selbstverständlichkeit der eigenen Lebenswelt zu erahnen ist nur möglich, wenn man in eine Lebenssituation gerät und in neue Lebensumstände stürzt[3].

---

[3] Kesselring A (1996): Einführung: Die Lebenswelt der Patienten In: Kesselring A (Hrsg.): Die Lebenswelt der Patienten, Verlag Hans Huber, Bern

Grundlagen der Bettlägerigkeit

Der hilfe- und pflegebedürftige, bettlägerige Mensch verspürt das Verändern seiner Lebenswelt, seines Lebensraumes entweder langsam fortschreitend oder – aufgrund eines plötzlich auftretenden schwerwiegenden gesundheitseischränkenden Ereignisses – als rasant einschneidend.

> **Wichtig** **Fakt ist!**
>
> Dem hilfe- und pflegebedürftigen, bettlägerigen Menschen verbleiben als Folge nur noch rund 1,9 Quadratmeter »Wohnfläche« für seine verbleibende Lebenszeit. An diesem Ort spielt sich nun alles ab: Wohnen, Essen, Waschen und oft auch der »Toilettengang«. Das Bett wird zum allumfassenden Lebensraum, der – auf ein Minimum verkleinert bzw. beschränkt – von Abhängigkeit geprägt ist. Die individuelle Lebenswelt wird winzig klein.

Führt man sich diesen Fakt einmal bildlich vor Augen, ist es umso wichtiger, den Betroffenen ihren verbleibenden Raum so angenehm und so lebenswert wie möglich zu machen – so lautet ja auch die Grundintention dieses Buches. Dazu gehört aber vor aller Aktivierung eine spezielle Zugewandtheit! Eine Haltung, die sich in Ihrem Verhalten als pflegende und/oder betreuende Person widerspiegeln muss. Daher erfahren Sie im nächsten Kapitel, auf welche Umgangsformen zu achten sind und was Sie in Ihrer Haltung den Betroffenen gegenüber unbedingt berücksichtigen sollten.

2 Umgangsformen

2.1 Der kleine Ausflug

So, nach einigen Begriffserläuterungen können Sie mich nun weiter auf Reisen begleiten. An dieser Stelle schlage ich einen Ausflug ins »Ich« vor: Beispielhaft stellen Sie sich vor, dass ich Sie in Ihrem Zuhause besuche. Dabei gehe ich, na ja, etwas »unkonventionell« vor. Doch lassen Sie sich doch einfach mal auf meinen Besuch ein!

Beispiel Mein Besuch bei Ihnen ...

erfolgt unangemeldet, natürlich. Er soll doch eine Überraschung sein, obwohl wir uns völlig fremd sind. Okay. Ich steige ins Auto, fahre zu Ihnen und trete, ohne mich vorher anzukündigen, in Ihr Haus / Ihre Wohnung ein. Weder habe ich angeklopft noch geläutet oder mich sonst wie bemerkbar gemacht. Ich gehe sogar noch einen Schritt weiter. Ich verfolge sie wortlos und unangekündigt bis in Ihr Badezimmer oder Schlafzimmer. Und ohne Ihre Bitte oder Zustimmung beginne ich, Sie zu berühren, nestele an Ihrer Kleidung herum und fange an, Sie komplett zu entkleiden. Schließlich wische ich Ihnen noch mit einem lauwarmen, nassen Lappen übers Gesicht.
Was Sie jetzt denken, kann ich mir absolut vorstellen. Ja, richtig. Sie sagen sich laut oder in Gedanken: »Die hat sich doch nicht mehr alle!« oder »Das ist ja eine Frechheit!«, »Spinnt die!?«etc. So, und genau diesen Gedanken behalten Sie nun. Prägen Sie ihn sich ganz fest ein!

Fokussieren wir nun wieder die pflegebedürftige und bettlägerige Person und übertragen den Ausflug bei Ihnen auf diesen Menschen: Wie würde es ihm gehen, wenn Sie ohne Vorwarnung sein Zimmer betreten, sich direkt an das Bett stellen, vielleicht noch etwas unsanft dagegen stoßen und der Person einfach mal die Bettdecke wegnehmen, sie ins Gesicht fassen oder andere Dinge tun? Richtig, es ist erschreckend und kann mit meinem Besuch bei Ihnen verglichen werden. So, wie ich Grenzen Ihrer Privatsphäre und Entscheidungshoheit überschritten habe, werden diese nun von Ihnen in Bezug auf die bettlägerige Person übertreten.

2.1.1 Den Besuch ankündigen

Ausnahmslos sollte es daher zum guten Umgang gehören, gewisse Regeln im Umgang mit den Betroffenen einzuhalten. Dazu gehört zuerst, sich bei einer hilfe- und pflegebedürftigen, bettlägerigen Person entsprechend anzukündigen. Wie das im Detail aussehen kann, empfehle ich in den folgenden fünf Schritten (▶ Kasten).

> **Wichtig** — **Wie kündige ich mich an? – 5 Schritte**
>
> 1. Anklopfen an der Zimmertür
>   (auch und besonders im familiären Umfeld)
> 2. Verbale Begrüßung beim Betreten des Zimmers:
>   »Guten Tag, Herr ...«
> 3. Anklopfen am Fußende des Bettes
> 4. Begrüßen durch die Stimme (etwas gedämpft):
>   »Hallo, Herr ..., jetzt bin ich bei Ihnen, ...«
> 5. Begrüßen durch eine Initialberührung, z. B. an der Schulter

Nachfolgend werden die einzelnen Schritte noch etwas genauer erläutert:
zu 1: Das Anklopfen an der Zimmertür ist mit dem Betätigen der Haustür- bzw. Wohnungsglocke zu vergleichen. Sie sind stets Gast beim Pflegebedürftigen und kündigen sich entsprechend an. Vielleicht kann

Ihnen die pflegebedürftige Person ja noch antworten. Dies kann dann mit dem Öffnen der Haus- bzw. Wohnungstür gleichgesetzt werden. Wenn nicht, warten Sie kurz vor der Tür, bevor Sie eintreten.

zu 2: Das Begrüßen sollte beim Eintreten in ein Zimmer eine Selbstverständlichkeit darstellen. Auch dient dieser stimmliche Gruß als Ankündigung. Der Betroffenen kann registrieren: »Es verändert sich etwas. Da ist jetzt ›jemand‹. Es kann etwas auf mich zukommen.«

zu 3: Das Anklopfen am Fußende des Bettes entspricht dem Anklopfen an die Zimmertür vorm Betreten des Raumes. Als Pflege- oder Betreuungskraft sind Sie an dieser Stelle im Begriff, die Privatsphäre der hilfe- und pflegebedürftigen, bettlägerigen Person zu »betreten«.

zu 4: Das Begrüßen am Bett mit gedämpfter Stimme dient dazu, den Pflegebedürftigen darauf hinzuweisen, dass Sie sich ihm nähern und er aber keine Angst verspüren soll. Wenn Sie in ein Zimmer eintreten, sagen Sie doch auch »Guten Tag«, oder!?

zu 5: Die Initialberührung ist ein Element aus der Basalen Stimulation® nach Bienstein und Fröhlich[4]. Sie teilt dem Betroffenen mit »Jetzt bin ich bei dir«. Viele hilfe- und pflegebedürftige, bettlägerige Menschen nehmen andere Personen erst wahr, wenn ein sanfter und bewusster Körperkontakt stattgefunden hat.

---

[4] Bienstein CH, Fröhlich A (2016): Basale Stimulation in der Pflege. 8. A. Hogrefe AG, Bern.

Info

Es ist grundsätzlich davon auszugehen, dass sich eine hilfe- und pflegebedürftige, bettlägerige Person im Hier und Jetzt befindet. Es mag den Anschein haben, dass sie sich gedanklich in einem »Paralleluniversum« befindet und so wirkt, als wäre sie dieser Welt entrückt. Vielleicht liegt es an der bereits fortgeschrittenen Erkrankung, die der zu pflegenden Person die Möglichkeit nimmt, sich offensichtlich in der Gegenwart aufzuhalten. Doch ob und wie das genau ist, wissen wir als Außenstehende nicht genau. Daher ist grundsätzlich davon auszugehen, dass sich der Mensch in der Gegenwart befindet und dies nur nicht adäquat zeigen kann. Einer hilfe- und pflegebedürftigen, bettlägerigen Person sollte man deswegen stets respektvoll und behutsam gegenübertreten.

Ein unvermitteltes Ansprechen, Berühren oder gar gröberes Vorgehen dieser Person gegenüber, kann sie erschrecken lassen. Dieses Erschrecken zeigt sich in der Regel als Zusammenzucken, als kleiner Aufschrei, als ein körperliches Verkrampfen oder einfach nur als ängstlicher und angespannter Ausdruck in den Augen.

2.1.2 Die Anrede

Im Bereich der professionellen Pflege erfolgt die Anrede der zu Pflegenden grundsätzlich mit »Sie« und »Herr« oder »Frau«.

In den heute älteren Generationen war und ist das allgemeine Duzen eher nicht gebräuchlich und war nur im Familienkreis oder unter Freunden, Bekannten und vielleicht Kollegen üblich. Daher fassen viele ältere Menschen das unaufgeforderte und unautorisierte Duzen als Beleidigung auf.

Die Kommunikation, egal ob verbal oder nonverbal sollte stets auf Augenhöhe – das heißt in der Erwachsen-Ich-Ebene nach Eric Berne erfolgen. Pflegende haben nicht das Anrecht sich auf die Eltern-Ich-Ebene zu begeben und es ist unprofessionell, sich auf die Kind-Ich-Ebene zu begeben.

Info

Eltern-Ich-Ebene
In der Eltern-Ich-Ebene ist die Kommunikation oftmals von Bestimmungen und Maßregelungen geprägt. Ein Beispielsatz für diese Art der Kommunikation wäre: »Jetzt bleib' doch endlich liegen und häng' die Beine nicht ständig über das Bettgitter!«

Kind-Ich-Ebene
Die Kind-Ich-Ebene zeugt von Unreife und Respektlosigkeit der zu versorgenden Person gegenüber. Ein Beispielsatz für diese Art der Kommunikation wäre: »So, nun schauen wir mal was in der Windel ist und dann gehen wir schön auf's Töpfchen, gell?!«

Jedoch sind Ausnahmen zu beachten! Bei einem fortgeschrittenen Stadium der Demenz, kann es sein, dass die zu pflegende Person keinen Bezug mehr zu ihrem Familiennamen hat und nur mehr den Rufnamen kennt. Dann ist im Rahmen einer pflegefachlichen Einschätzung festzulegen, ob ausnahmsweise ein Duzen erfolgen soll.

Ein weiterer Aspekt, der zu beachten ist, betrifft die Lautstärke der Stimme. Nur weil eine Person alt, demenziell verändert, bettlägerig oder immobil ist, bedeutet es nicht, dass diese Person schlecht hört. Die Anrede sollte daher immer in einer normalen Lautstärke erfolgen. Ferner sind kindliche Sprache und gebrochenes Deutsch absolute No-Gos und diskriminierend. Sie sind absolut zu vermeiden!

Nachdem Sie nun gut in Kontakt getreten sind, schauen wir, wie sich der Lebensraum Bett praktisch attraktiver gestalten lässt.

3 Körper-, Sinneswahrnehmungen und Bewegung

3.1 Musik hören

Mögen Sie Musik? Ja?! Das geht nahezu jedem so – doch je nach Geschmack, Stimmungslage, Tagesverfassung, Tageszeit oder der aktuellen Situation bevorzugt man unterschiedliche Musik: Mal muss sie anregen, fetzen und einem förmlich »in die Beine gehen«, mal liebt man eher ruhige Musik und ab und zu lauscht man den Texten besonders intensiv. Von Klassik über Jazz bis hin zu Rock, Schlagern und vielleicht auch Techno – alles ist erlaubt. Auch hilfe- und pflegebedürftige Menschen haben ihre musikalischen Vorlieben.

Lassen Sie uns das Medium Musik nutzen, um den Betroffenen eine Freude zu machen, sie zu aktivieren und den Lebensraum Bett attraktiver zu gestalten. Denn Musik zu hören, kann etwas Experimentelles, Neues sein. Es kann ein Fest sein, Traditionen folgen, den Alltag versüßen, Erinnerungen hervorrufen, zum Träumen verleiten. Musik zu hören sollte auf jeden Fall nicht langweilig sein.

Tipp
Die Musik zur Aktivierung von Bettlägerigen muss gezielt und überlegt eingesetzt werden. Es genügt keinesfalls, einfach nur das Radio anzustellen und einen möglicherweise passenden Sender zu suchen!

Seine Generation sowie die Herkunft des hilfe- und pflegebedürftigen Menschen können seine Reaktion auf das Medium (Grammofon, Plattenspieler, Kassettenrecorder, CD-Player, Live-Musik von z. B. Kindern oder Enkelkindern, die ein Instrument spielen) beeinflussen. Überlegen Sie daher im Vorfeld, welches Medium zu der betreffenden Person passt. Klären Sie zudem in Gesprächen oder durch biografische Informationen, welcher Musikstil bevorzugt werden könnte und bereiten Sie sich entsprechend vor.

Material
- Musik (entsprechend der Vorlieben des Pflegebedürftigen)
- Medium/Gerät (Grammofon, Radio, CD-Player, Plattenspieler, Kassettenrecorder etc.)
- bei Live-Musik: Musiker, Instrumente

Bereiten Sie den Raum und auch den hilfe- und pflegebedürftigen Menschen vor. Es ist sinnvoll, dass der hilfe- und pflegebedürftige Mensch während dieser Aktivierungsmaßnahme den Blick in Ihre Richtung hat. Weiterhin sollten alle möglichen Störfaktoren beseitigt werden. Nur die Musik und der zu Pflegende bilden in den kommenden Minuten den Mittelpunkt.

> **Wichtig** **Dauer der Aktivierung**
>
> Bei einer Aktivierung mit Musik handelt es sich nur um Minuten, denn Musik dient nicht dazu, den hilfe- und pflegebedürftigen Menschen dauerhaft mit Schallwellen zu »berieseln«. Das stumpft die Person ab und kann zu Deprivation, passiver Grundstimmung oder Apathie führen. Auslöser für diese Wahrnehmungsstörungen kann eine mangelnde Abwechslung darstellen. Die sogenannte Dauerberieselung durch unkontrolliertes Radiohören kann enorm dazu beitragen.

Musik wird also gezielt eingesetzt um den hilfe- und pflegebedürftigen Menschen für kurze Zeit bewusst aus seinem »Gedankenloch« herauszuholen, sein Gehör sowie Emotionen anzuregen – eine Reaktion bei ihm hervorzurufen. Die Reaktion kann und darf sich auf alle möglichen Ebenen abspielen: von Trauer über Wut bis zu Angst oder natürlich Freude. Als Pflege- und Betreuungskraft müssen Sie allerdings in unmittelbarer Nähe bleiben. Zum einen, um die Reaktion zu erkennen und entsprechend darauf zu reagieren. Also, um zu trösten, zu beruhigen, sich mit zu freuen, zu lachen etc. Zum anderen sollten Sie zur Stelle sein, um die Aktivierungsmaßnahme zu pausieren oder ganz abzubrechen, sollte dies erforderlich sein.

3.1.1 Musik aus der »Box«

Der hilfe- und pflegebedürftige, bettlägerige Mensch wird in eine für ihn angemessene und bequeme Position gebracht. Hilfsmittel wie Hörgeräte oder Brille werden entsprechend angebracht.

Material
- Musik (entsprechend der Vorlieben des Pflegebedürftigen)
- Medium/Gerät (Grammophon, Radio, CD-Player, Plattenspieler, Kassettenrecorder etc.)

Durchführung
Beginnen Sie mit der musikalischen Unterhaltung. Egal, welches Medium Sie benutzen – wählen Sie es gezielt aus. Es kann die »abgespielte« Musik beeinflussen und somit auch die Reaktion. Es macht einen Unterschied, einen »alten« Kassettenrecorder aufzustellen, der an sich schon Reaktionen beim Betroffenen auslöst und für einen Gesprächseinstieg sorgen kann, oder ob die Musik aus einem digitalen Abspielgerät via Bluetooth kommt. Dieses kennen viele Betroffene nicht und folglich kann von ihnen häufig nicht eingeordnet werden, woher die Musik kommt. Das kann wiederum zu Verunsicherung führen, die ja unbedingt zu vermeiden ist.

Zu Beginn sollte die abgespielte Musik noch relativ leise sein. Das »Leise«, die Lautstärke, orientiert sich dabei am Gehör des zu pflegenden Menschen, nicht an uns selbst! Sie orientiert sich auch nicht am Musikstil. Es soll Neugierde geweckt werden und eine Vorbereitung sein auf das, was in der nachfolgenden Zeit in unmittelbarer Nähe des Betroffenen passiert. Die Lautstärke nimmt dann Stück für Stück zu, bis hin zur Zimmerlautstärke.

Tipp

Beachten sie bei der Lautstärke der Musik auch eine etwaige Schwerhörigkeit der zu pflegenden Person, die nicht mit Hörgeräten korrigiert wird. Beginnen Sie die Startlautstärke dann entsprechend nicht zu leise.

Im Konkreten heißt das: Stellen Sie das gewählte Gerät auf einen in der Nähe des Bettes stehenden Tisch, legen Sie den Musikträger ein, kontrollieren die Lautstärke und starten die Musik. Den hilfe- und pflegebedürftigen, bettlägerigen Menschen behalten Sie im Auge. Sie beobachten seine Reaktionen. Die Aktivierung sollte sich zeitlich am Allgemeinzustand des zu aktivierenden Menschen orientieren und den maximalen Zeitrahmen von 60 Minuten nicht überschreiten. Generell wirkt sich Musik auf die kognitive Aufmerksamkeit und auf die Stimmungslage der Betroffenen aus.

Eine Nachsorge bzw. Nachbetreuung des hilfe- und pflegebedürftigen Menschen gilt als selbstverständlich. Entsprechend der Reaktionen wird auf ihn eingegangen.

3.1.2 Live-Musik

Live-Musik am Bett des Betroffenen stellt auch eine Möglichkeit der Aktivierung dar. Oft ist das gar nicht so aufwendig zu realisieren wie man vielleicht meint. Fragen Sie doch mal Angehörige der zu Pflegenden oder Mitarbeiter Ihrer Einrichtung, ob sie Instrumente spielen oder singen. Vielleicht lässt sich so das eine oder andere Live-Konzert organisieren.

Personal/Material
- Musiker
- Instrumente

Durchführung

Zu Beginn wird das Pflegebett auf eine angemessene Höhe gebracht. Der hilfe- und pflegebedürftige Mensch wird in Rückenlage und Oberkörperhoch (ca. 75–80°) positioniert. Hilfsmittel wie Brille oder Hörgeräte werden entsprechend angebracht.

Der/die Musiker stellt/en sich in Nähe des hilfe- und pflegebedürftigen Menschen in dessen Sichtweite. Idealerweise sollten sich die Musiker kurz mit Namen vorstellen und sagen, welches Instrument sie spielen.

Dann beginnen sie zu spielen. Und ganz gleich, welches Instrument gespielt wird, beginnt die Maßnahme so leise und sanft wie möglich. Unabhängig vom Musikstil wird auch hier die Lautstärke langsam, aber stetig erhöht. Die Zimmerlautstärke ist immer der höchste Pegel. Die Reaktion des hilfe- und pflegebedürftigen Menschen ist ausschlaggebend dafür, wie lange die Livemusik andauert. Auch hier gilt es, den Zeitrahmen von 60 Minuten nicht zu überschreiten.

So wie die Musik aus der Box wirkt sich auch Live-Musik förderlich auf die Stimmung und die Kognition des Betroffenen aus.

Eine Nachsorge bzw. Nachbetreuung des zu pflegenden Menschen gilt als selbstverständlich. Entsprechend der Reaktionen wird auf ihn eingegangen.

3.1.3 Tanzen im Bett

Das Tanzen im Bett ist für zu Pflegende geeignet, die Lust dazu verspüren und deren Grunderkrankungen nicht gegen diese Art der Bewegung und Mobilisation sprechen. Demzufolge ist immer genau abzuklären, ob sich diese Maßnahme individuell eignet oder auch nicht.

Beim Tanzen im Bett ist es eine Grundvoraussetzung, dass noch etwas Beweglichkeit vorhanden ist und etwaige Gelenksversteifungen (Kontrakturen) nicht zu sehr ausgeprägt sind. Grundsätzlich darf das Tanzen weder Schmerzen noch gesundheitliche Folgen mit sich bringen!

Musik hören

Material
- Musik (entsprechend der Vorlieben des Pflegebedürftigen)
- Medium/Gerät (Grammophon, Radio, CD-Player, Plattenspieler, Kassettenrecorder etc.)
- feste Schuhe (Ballerina, Halbschuhe, Schnürschuhe o. Ä.)
- Tageskleidung/tanztaugliche bequeme Kleidung
- Discolicht/Discokugel (z. B. Lavalampe, 4-Farben-Lampe, Feinfaserleuchte etc.)

Durchführung
Der Pflegebedürftige bekommt tanztaugliche, bequeme Kleidung und feste Schuhe angezogen. Stellen Sie das Pflegebett auf Ihre Hüfthöhe ein und positionieren Sie den hilfe- und pflegebedürftigen Menschen in Rückenlage in der Mitte des Bettes. Alle Dinge wie Kissen, Bettdecke, Lagerungsmaterial etc. werden aus dem Bett entfernt. Ein kleines Kissen (40 x 40 cm) wird unter den Kopf des Betroffenen gelegt, alternativ kann auch ein Nackenhörnchen benutzt werden. Das Bettgitter (falls vorhanden) wird auf beiden Seiten des Bettes entfernt. Stellen Sie das Gerät mit der gewählten Musik in der Nähe des Pflegebettes auf. Der Raum wird etwas abgedunkelt und das farbige »Discolicht« angebracht. Falls vorhanden und gewünscht, kann eine Discokugel über dem Pflegebett (oder in der Nähe davon) aufgehängt werden. Die Musik wird eingeschaltet und je nach Musikstil wird nun getanzt: Halten Sie die Beine des hilfe- und pflegebedürftigen Menschen an den Fesseln und bewegen Sie seine Beine im Takt der Musik – die Beine müssen dabei von Ihnen sicher geführt werden. Es dürfen keine ungewollten Bewegungen entstehen. Ggf. halten Sie sie an den Waden fest. Ob Walzer, Foxtrott, Disco-Fox etc. – ganz nach Belieben des Betroffenen und passend zur Musik. Heben Sie das rechte Bein leicht an und dann das linke Bein, entsprechend dem Takt des gespielten Liedes. Achten Sie darauf, dass der Tanz weder Unsicherheit oder Schmerzen verursacht noch zu anstrengend für den Betroffenen ist.

> **Wichtig** — **Krankenbeobachtung**
>
> Bitte haben Sie den Gesichtsausdruck des hilfe- und pflegebedürftigen Menschen stets im Blick, um ggf. die Maßnahme abzubrechen oder zu pausieren, falls der Betroffene etwa Unwohlsein, Erschöpfung oder Unlust zeigt.

Sie können die Beine auch im Takt abklopfen. Von der Fessel zum Oberschenkel und wieder zurück. Erst das eine und dann das andere Bein. Die Beine dürfen – nach vorheriger Absprache mit dem Pflegebedürftigen – auch ausgeschüttelt oder in kleinen bzw. großen Kreise geführt werden.

Stellen Sie, wenn möglich, die Beine des hilfe- und pflegebedürftigen Menschen auf. Fassen Sie ihn am Unterschenkel knapp unter der Kniekehle an und winkeln das Bein an. Lassen Sie ihn die Zehenspitzen, die Fersen und die ganze Fußsohle spüren: Spitze – Hacke – Fuß. Entweder kann das der pflegebedürftige Mensch selbst oder Sie unterstützen ihn dabei. Taktgeber hierfür ist natürlich die Musik.

Zum Tanzen bewegen sich nicht nur die Beine. Zum Tanzen werden auch die Arme benötigt. Nehmen Sie das Handgelenk und falls erforderlich zur Unterstützung auch den Ellenbogen des rechten und anschließen des linken Armes in ihre Hand und bewegen Sie beide im Takt des Liedes. Die Arme dürfen, um eine Abwechslung zu haben, auch mal kleine Kreise formen, ausgeschüttelt werden oder im Takt der Musik winken.

Es sollte darauf geachtet werden, dass alle Extremitäten in das Tanzen einbezogen werden.

Der ganze Körper bewegt sich beim Tanzen. Demzufolge auch der Kopf. Dieser ist ganz vorsichtig entsprechend der vorhandenen Möglichkeiten in das Tanzgeschehen mit einzubeziehen. Ein leichtes Nicken (»Ja-Sagen«) oder Drehen (»Nein-Sagen«) kann im Takt erfolgen.

Tanzen im Bett ist gut für die Stimmung, das Herz- Kreislaufsystem, die Durchblutung, die Atmung, die Beweglichkeit der Gelenke und sorgt für Abwechslung und Spaß.

Nach Abschluss der Aktivierungsmaßnahme wird der hilfe- und pflegebedürftige Mensch wieder in eine für ihn angenehme Position gebracht. Eine Nachsorge bzw. Nachbetreuung des hilfe- und pflegebedürftigen Menschen gilt als selbstverständlich. Entsprechend der Reaktionen wird situationsgerecht auf ihn eingegangen.

3.2 Aromapflege

»Dieser Duft erinnert mich an ...!« Wer von uns kennt das nicht: Angenehm riechende Menschen oder Räume versetzen einen relativ schnell an Orte, Situationen und Begebenheiten, die wir mit dem wahrgenommenen Duft in Verbindung bringen. Lieben Sie es beispielsweise auch, wenn es im Sommer nach Rosen und Lavendel oder der Herbst nach feuchtem Laub riecht und im

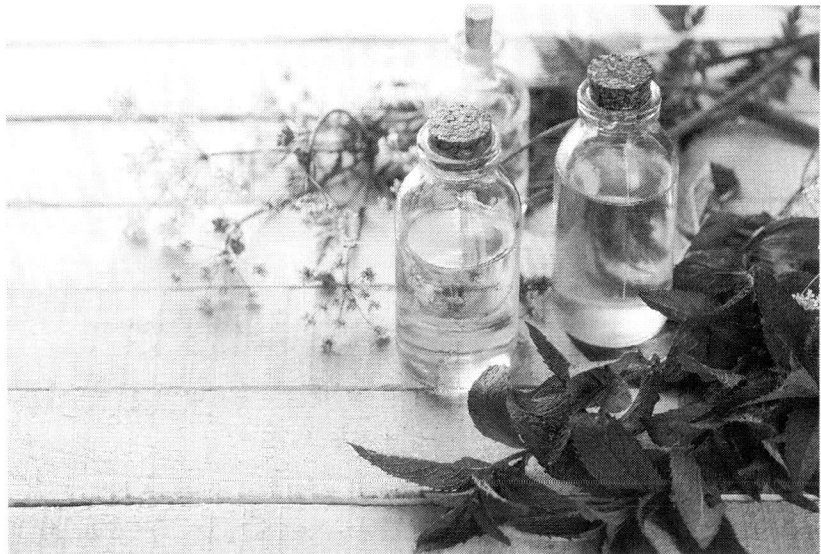

Abb. 1: Aromaöle können für Wohlbefinden sorgen.

Winter, in der Adventszeit, das Haus nach frischem Backwerk duftet. Sehen Sie, schon sind wir gedanklich an dem Ort und in der Zeit, die wir mit den Gerüchen verbinden. Und das allein beim Gedanken daran!

Selbstverständlich gilt das auch im Gegenteil: Gerüche, die wir als unangenehm empfinden, können durchaus negative Erinnerungen hervorrufen – auch, wenn der Geruch ansonsten eher als wohlriechend gilt! Das ist insofern wichtig, als dass wir nicht immer genau wissen, was die zu pflegende Person für Erfahrungen und daraus entstandene Vorlieben oder Abneigungen hat.

Beispiel

Bei einem Krankenhausaufenthalt vor vielen Jahren teilte ich das Zimmer mit einer älteren Dame. Sie hatte die Angewohnheit, morgens um 4.00 Uhr aufzustehen und eine Ganzkörperwaschung am Waschbecken im Zimmer durchzuführen. Dabei war sie sehr laut, ließ das Wasser permanent laufen und benahm sich rücksichtslos. Anschließend beduftete sie sich mit einem bestimmten Parfüm – eigentlich kein unangenehmer Duft. Aber nach einigen Nächten mit dieser Dame war ich so genervt und angeschlagen, dass ich seitdem diesen Duft nicht mehr ertrage. Der Geruch dieses Parfüms verknüpft sich für mich sofort mit der als sehr belastend und nervig empfundenen Situation im Krankenhaus.

Bei der Aromapflege geht es darum, Wohlbefinden und/oder Aktivität beim Pflegebedürftigen zu fördern. Und Wohlgefühl kann schon durch Einsatz von Düften wie Parfüm oder Eau de Toilette hervorgerufen werden. Ebenfalls können parfümierte Hautpflegeprodukte das Wohlbefinden fördern. Bei der Körperpflege können ätherischen Öle als Wasch- oder Badezusatz verwendet werden. Aromapflege kann problemlos in den normalen (Pflege)Alltag integriert werden.

> **Wichtig** — **Anwendung von ätherischen Ölen und Duftstoffen**
>
> An dieser Stelle ist ausdrücklich darauf hingewiesen, dass bereits bei der Wahl der ätherischen Öle und Duftstoffen mögliche unerwünschte Wirkungen und Gefahren in Betracht gezogen und berücksichtigt werden sollten. Jedes ätherische Öl und jeder Duftstoff kann, ungeachtet seiner gewollten positiven Wirkung, durchaus auch nichterwünschte Nebenwirkungen hervorrufen.
> Außerdem gilt es immer auch die Dosis zu beachten – wie so oft gilt auch hier: Weniger ist manchmal mehr! Bitte achten Sie daher darauf, die Duftstoffe nicht zu überdosieren.

3.2.1 Arbeit mit Duftölen

Die Arbeit mit Düften als Raumbeduftung ist sehr verbreitet und bekannt. Sie kann schnell vorbereitet werden und ist einfach zu handhaben.

Material:
- Aromalampe, Duftstövchen, Duftbrunnen oder eine Schüssel mit warmem Wasser
- verschiedene ätherische, biologische Öle aus der Apotheke

Tab. 1: Düfte und ihre Wirkungen, eigene Zusammenstellung, orientiert an Primavera®*

Wirkung	Duft/Duftmischung (beispielhaft)
stimmungshebend	Oregano, rote Mandarine
befreiend	Citronella, Grapefruit-Salbei
inspirierend	türkische Rose, Thymian, Sandelholz
meditativ	Ylang-Ylang, Muskatellersalbei
entspannend	Lavendel, Kiefernadel
beruhigend	Majoran, Magnolienblüte

Wirkung	Duft/Duftmischung (beispielhaft)
erfrischend	Zirbelkiefer, Patchouli
wärmend	Ingwer, Nelke
an Frühling erinnernd	Jasmin, Orange
an Sommer erinnernd	Pfefferminze, Zitronengras
an Herbst erinnernd	Bergamotte, Kamille
an Winter erinnernd	Vanille, Zimt, Kardamom

* https://www.primaveralife.com/shop/aetherische-oele, abgerufen am 13.06.2019

Die Aromapflege muss stets mit Bedacht zur Anwendung kommen. Eine permanente »Beduftung« ist kontraproduktiv. Ein »gewohnheitsmäßiges« Versprühen von Raumsprays oder das permanente Aufstellen von Raumbeduftern zählt nicht zur Aromapflege. Die Aromapflege orientiert sich vielmehr an der Stimmungslage des hilfe- und pflegebedürftigen Menschen.

Bevor mit der zeitlich begrenzten Raumbeduftung begonnen wird, sollte der Raum gelüftet werden – und zehn Minuten von Frischluft durchflutet sein. Dabei – je nach Außentemperatur – den hilfe- und pflegebedürftigen Menschen zudecken und ggf. vor Kälte schützen. Auch im Sommer kann eine hilfe- und pflegebedürftige, bettlägerige Person Frischluft als kalt empfinden, da sie in der Regel keine Eigenbewegung mehr hat, die Muskeln sind nicht mehr in Aktion, die Durchblutung etwas schwacher. Somit ist auch der Wärmehaushalt nicht voll aktiv, die Menschen frieren schneller.

Das Fenster sollte nach der Frischluftzufuhr geschlossen werden. Positionieren Sie die hilfe- und pflegebedürftige, bettlägerige Person bequem.

Das ausgewählte Medium (Aromalampe, Duftstövchen, Duftbrunnen, Schüssel mit warmem Wasser) wird im Raum, etwas abseits vom Pflegebett aufgestellt. Das ausgewählte Duftöl wird entsprechend der Herstellerangaben (in der Regel 3–5 Tropfen) hinzugefügt.

Sie müssen nicht die komplette Zeit der Raumbeduftung beim hilfe- und pflegebedürftigen, bettlägerigen Menschen verbringen. Jedoch empfiehlt es sich, wenn sich die ersten Duftströme im Raum ausbreiten, die Reaktionen der hilfe- und pflegebedürftigen, bettlägerigen Person zu beobachten, um festzustellen, ob die Maßnahme weitergeführt werden kann oder nicht.

Die Aktivierungsmaßnahme sollte ohne weitere Sinnesanregungen stattfinden. Hier wird der Geruchssinn aktiviert. Für Personen in einem weiter fortgeschrittenen Krankheitsstadium kann diese Kleinigkeit bereits zu einer Anstrengung führen. Stellen Sie sich vor, Sie sind die Person in diesem Bett. Ihr Angehöriger oder eine Pflege- oder Betreuungskraft ist sehr motiviert und möchte nur das Beste für Sie und beduftet den Raum. Im Hintergrund läuft Musik, das Fenster ist geöffnet, dadurch hören Sie die Vögel zwitschern und Autos hin- und herfahren. Die Sonne strahlt in das Zimmer. – Für gesunde Menschen ist es in Ordnung, wenn mehrere Sinne gleichzeitig beansprucht werden. Sie sind das aus ihrem Alltag gewohnt, es ist für sie normal. In diesem kleinen Beispiel werden parallel vier Sinne angesprochen: Riechen – Hören – Sehen und Fühlen. Ja fühlen. Sonne wird nicht nur gesehen, die Wärme wird auch gefühlt. Für eine hilfe- und pflegebedürftige, bettlägerige Person mit schwerwiegenden gesundheitlichen Einschränkungen ist das jedoch viel zu viel.

Also, sprechen Sie bitte nur den einen Sinn, den Geruchssinn, gezielt an. Beobachten Sie die Reaktionen und reagieren zeitnah darauf. Das bedeutet: Entweder wird die Maßnahme so wie begonnen weitergeführt oder alsbald abgebrochen. Auslöser zum Abbruch der Aktivierungsmaßnahme können sein, dass der hilfe- und pflegebedürftige, bettlägerige Mensch, eine unerwartete nicht kompatible Stimmungsveränderung aufweist oder sich eventuell unerwünschte Nebenwirkungen zeigen (Juckreiz, Husten, Atemschwierigkeiten etc.).

Wenn die Aktivierungsmaßnahme all Ihren Vorstellungen entsprechend verläuft, ist sie nach maximal einer Stunde zu beenden. Beenden bedeutet, dass das ausgewählte Medium (Aromalampe, Duftstövchen, Duftbrunnen, Schüssel mit warmem Wasser) mit dem ausgewählten Duftöl aus dem Raum entfernt und das Fenster geöffnet wird, um den Raum für zehn Minuten mit

Frischluft zu lüften. Dabei je nach Außentemperatur den hilfe- und pflegebedürftigen Menschen zudecken und ggf. vor Kälte schützen.

Der hilfe- und pflegebedürftige, bettlägerige Mensch kam nun für etwa 60 Minuten in den Genuss einer Duftanwendung. Alle weiteren Handlungen an und um die hilfe- und pflegebedürftige, bettlägerige Person sollten nun überlegt durchgeführt werden. Denn Sie wollten mit dieser Maßnahme sicherlich etwas erreichen: Vielleicht sollte sich die Person entspannen. Vielleicht war das Ziel aber, den Pflegebedürftigen zu aktivieren. Der Grund, weshalb Sie diese Aktivierungsmaßnahme gewählt haben, sollte auch im Nachgang noch Berücksichtigung finden.

Das bedeutet, die Nachsorge bzw. Nachbetreuung des hilfe- und pflegebedürftigen Menschen gilt als selbstverständlich. Entsprechend der Reaktionen wird situationsgerecht auf ihn eingegangen. Dazu gehört mitunter das Anbieten eines Getränkes oder eines kleinen Imbiss. Vielleicht benötigt der hilfe- und pflegebedürftige, bettlägerige Mensch jedoch gerade jetzt eine grundpflegerische Versorgung in Form eines Frischmachens, einer Intimpflege, eines Kleidungswechsel etc. Es kann auch bedeuten, dass die hilfe- und pflegebedürftige, bettlägerige Person jetzt nur Ruhe, Schlaf und das Alleinsein benötigt.

3.2.2 Aromapflege bei der Körperpflege

Kennen Sie das auch, das Wohlgefühl, wenn man aus der Dusche oder Badewanne entsteigt und frisch duftet? Ein herrlich angenehmes Gefühl, man fühlt sich in der Regel wohl.

Wie können wir dem hilfe-, pflegebedürftigen und bettlägerigen Menschen dieses Gefühl zuteilwerden lassen? Vor allem, wo dieser Mensch meist körperlich so sehr geschwächt ist, dass ein Dusch- oder Wannenbad ihn körperlich viel zu sehr anstrengen und den Kreislauf überlasten würde ... Dieser Gefahr darf er nicht ausgesetzt werden.

Orientieren wir uns an der »Dufttabelle« (▶ Tab. 1, S. 31). Die dort aufgeführten Duftöle können nicht nur zur Raumbeduftung genutzt werden, sondern insbesondere auch bei der Körperpflege zum Einsatz kommen.

Nehmen wir uns ein Beispiel an den alten Ägypterinnen, Römerinnen oder Griechinnen. Sie wussten, wie Sie Ihre Körper zu pflegen hatten, um die Haut geschmeidig zu halten. Ganz besonders Kleopatra wusste es wohl, wenn man den Überlieferungen glaubt.

Auf Kleopatra bezieht sich daher das »Grundrezept« unseres Aromabades. Ich habe es auf eine Wassermenge von etwa 5 Litern ausgelegt.

Material »Kleopatra-Bad«
- 1 Waschschüssel
- 5 Liter Wasser – lauwarm ca. 37,5–38,0° C
- 2 Esslöffel Olivenöl
- 1 Esslöffel Sahne
- 3–5 Tropfen Rosenduftöl
- Waschlappen, Handtuch/Duschtusch

Tipp
Entsprechend der tabellarischen Auflistung (▶ Tab. 1) kann das »Kleopatra-Bad« den individuellen Bedürfnissen entsprechend angepasst werden. Tauschen sie dafür das Rosenduftöl gegen ein anderes Öl aus, das den Vorlieben und Wünschen der betreffenden Person mehr entgegenkommt.

Durchführung
Das Wasser in die Waschschüssel geben. Alle weiteren »Zutaten« nacheinander dazu geben und gut mit dem Wasser vermischen.

> **Wichtig** — **Nehmen Sie sich Zeit!**
>
> Planen Sie für die aromatisierte Körperpflege Zeit ein – ganz getreu dem Motto »in der Ruhe liegt die Kraft«. Unabhängig davon, ob Sie beruhigende oder anregende Duftvarianten gewählt haben. Für eine Aromapflege bei der Körperpflege ist immer ausreichend Zeit einzuplanen – mindestens 20 Minuten!

Tauchen Sie den Waschlappen ein in die vorbereitete Waschemulsion. Waschen Sie die hilfe- und pflegebedürftige, bettlägerige Person entsprechend ihrer Wünsche und Bedürfnisse. Achten Sie bitte darauf, dass Sie Ihre Waschzüge bewusst und langsam durchführen.

Das Abtrocknen ist kein »Trockenrubbeln«, sondern vielmehr ein Trockentupfen oder Trockenstreichen. Bedenken Sie bitte, wenn Sie die hilfe- und pflegebedürftige, bettlägerige Person mit dem »Kleopatra-Bad« waschen, ist ein Eincremen danach nicht mehr erforderlich. Eine natürliche Rückfettung findet aufgrund der verwendeten reichhaltigen Waschemulsion statt.

> **Wichtig** — **Aromapflege ist nicht gleich Körperpflege**
>
> Das Durchführen der Aromapflege bei der Körperpflege kann zwar **auch** der Körpereinigung dienen, weist jedoch Unterschiede zu einer herkömmlichen Körperwaschung auf: Natürlich wird der Körper gereinigt, der Fokus liegt aber auf dem Gestalten einer angenehmen Umgebung und der beruhigenden oder – je nach Wunsch – anregenden Aktivierung.
>
> Das Gesicht sowie der Intimbereich werden bei dieser Waschung ausgelassen. Das Gesicht darf nur mit klarem Wasser gereinigt werden, um Augen- und Hautreizungen zu vermeiden, die beim Verwenden von Aromaölen auftreten können. Ausgenommen sind spezielle Gesichtsreinigungs- und -pflegeprodukte, die natürlich ergänzend benutzt werden können.

> Auch der Intimbereich sollte nur mit lauwarmen, klaren Wasser gereinigt werden, um Hautirritation zu vermeiden. Bei gröberen Verschmutzungen können Sie Zellstoff (Toilettenpapier) mit ausreichend Babyöl benetzen und die Verschmutzungen beseitigen. Dies pflegt gleichzeitig die (Schleim-)Haut. Sicherlich haben Sie das schon beobachtet. Der Intimbereich ihres Angehörigen / der zu pflegenden Person ist oftmals nach dem »Frischmachen« gerötet – eine Überreizung des Hautareals. Die Haut im Intimbereich ist, besonders im Falle einer Pflegebedürftigkeit, sehr empfindlich und unterschiedlichen Reizen ausgesetzt. Demzufolge erweist es sich als sinnvoll, dieses Körperareal **nicht** noch zusätzlich zu beanspruchen.

Beobachten Sie während der gesamten Maßnahme die Reaktionen der zu versorgenden Person. Wichtig ist in jedem Fall, dass Sie den pflegebedürftigen Menschen stets über ihre einzelnen Schritte, die Sie durchführen wollen, informieren!

Nach der aromatisierten Körperpflege sollten alle weiteren Handlungen an und um die hilfe- und pflegebedürftige, bettlägerige Person überlegt durchgeführt werden. Denn Sie wollten mit dieser Maßnahme etwas erreichen: Vielleicht war es Ihrerseits angedacht, dass sie zur inneren Wärme kommt, da sie vorab gefroren hatte. Vielleicht war das Ziel dem Pflegebedürftigen Kühlung zu verschaffen oder den Kreislauf anzuregen? Den Grund, weshalb Sie diese Maßnahme gewählt haben, sollte auch im Nachgang unbedingt berücksichtigt werden.

Das bedeutet, dass die Nachsorge bzw. Nachbetreuung des hilfe- und pflegebedürftigen Menschen als selbstverständlich gilt. Entsprechend der Reaktionen wird situationsgerecht auf ihn eingegangen. Dazu gehört mitunter das Anbieten eines Getränkes oder eines kleinen Imbiss. Eventuell benötigt die hilfe- und pflegebedürftige, bettlägerige Person eine leichte Decke, da nun viel Wärme durch ihren Körper strömt oder vielleicht benötigt der hilfe- und pflegebedürftige, bettlägerige Mensch gerade jetzt nur Ruhe, Schlaf und das Alleinsein.

3.2.3 Aromapflege bei der Hautpflege

Eine gepflegte und geschmeidige Haut, die gut duftet und sich weich anfühlt, trägt viel zum eigenen Wohlbefinden bei. Ganz besonders an Tagen, an denen man sich aus anderen Gründen vielleicht nicht so besonders fühlt.

Neben der Aromapflege bei der Körperpflege besteht daher auch die Möglichkeit, Aromapflege bei der Hautpflege einzusetzen – um den pflegebedürftigen Personen ein angenehmes Hautgefühl zu verschaffen. Denn, wer »sich wohl in der eigenen Haut fühlt«, hat ein »Schutzschild« und ist durch andere Belastungen möglicherweise nicht so schnell angreifbar. Vielleicht soll sich der betroffene Mensch auch einfach nur entspannen, da er zuvor sehr angespannt oder verspannt war. Möglicherweise wollen Sie die Stimmung des Pflegebedürftigen mit einer nach roter Mandarine duftenden Körperlotion etwas anheben? Der Grund weshalb Sie diese Maßnahme wählen, sollte sowohl in der Auswahl des Produkts als auch später im Nachgang berücksichtigt werden.

Zum Einsatz sollte die aromatische Hautpflege nach der Grundreinigung kommen, wenn die Haut sauber und aufnahmebereit für Pflegeprodukte ist. Aber auch eine Anwendung ohne Grundreinigung ist möglich und nicht ungewöhnlich. Befreien Sie dafür nur die Körperstellen, die Sie mit einem aromatisierten Hautpflegeprodukt versorgen möchten, von den Kleidungsstücken.

Es gibt unendlich viele Pflegeprodukte mit angenehmen Düften. Wählen Sie ein Produkt aus, von dem Sie denken, dass die pflegebedürftige, bettlägerige Person diesen Geruch als angenehm empfinden wird. Wie schon bei der Körperpflege, kann die Übersicht (▶ Tab. 1) als Orientierungshilfe dienen.

> **Wichtig** **Beachten Sie!**
> Bitte bedenken Sie bei der Auswahl der Pflegeprodukte auch die Hautbeschaffenheit und etwaige Allergien des zu Pflegenden und passen Sie Ihre Auswahl entsprechend an.

Material
- duftende Körperlotion/-creme oder ein Körperöl oder
- neutral riechende Produkte, die mit einem Aromaöl versetzt werden können.
- ggf. Aromaöl

Durchführung

Egal, ob Sie den Körper komplett eincremen oder nur Teilbereiche: Wärmen Sie die Körpercreme oder Bodylotion an, bevor Sie sie auftragen. Geben Sie dafür das gewünschte Produkt in Ihre gesäuberte und desinfizierte Handfläche und verreiben es ganz leicht, bevor Sie es der hilfe- und pflegebedürftigen, bettlägerigen Person auftragen. Nun massieren Sie die Körperlotion mit bewussten Berührungen und langsamen Bewegungen ganz ein und beobachten dabei die Reaktionen der zu versorgenden Person. Wichtig ist in jedem Falle, dass Sie den Betroffenen stets über ihre einzelnen Schritte, die Sie vorhaben und durchführen wollen, informieren!

Der hilfe- und pflegebedürftige, bettlägerige Mensch kommt so für etwa zehn Minuten in den Genuss einer aromatisierten Hautpflege. Alle weiteren Handlungen an und um den hilfe- und pflegebedürftigen, bettlägerigen Menschen sollten ebenfalls überlegt durchgeführt werden. Das bedeutet, die Nachsorge bzw. Nachbetreuung des Pflegebedürftigen gilt als selbstverständlich. Entsprechend der Reaktionen wird situationsgerecht auf ihn eingegangen. Dazu gehört mitunter das Anbieten eines Getränks oder eines kleinen Imbiss. Eventuell benötigt die hilfe- und pflegebedürftige, bettlägerige Person Zuwendung und Ansprache oder nur Ruhe, Schlaf und das Alleinsein. Egal, was ihr Bedürfnis ist, es sollte Beachtung finden!

3.2.4 Aromapflege mit verschiedenen Materialien

Aromapflege mit den verschiedensten Gegenständen und Gerüchen kann der hilfe- und pflegebedürftigen Person als Unterstützung dienen. Sehr häufig kommt es vor, dass diese Person an zunehmender Orientierungsschwäche leidet. Aromatische Düfte können zu einer besseren Orientierung beitragen, Erinnerungen hervorholen und Stimmungen verändern.

Material (Beispiele)
- Heu
- Blumen
- Parfüm, Eau de Toilette
- Rasierwasser, Rasierschaum
- Mottenkugeln
- Duftseifen
- Gegenständen und Materialien jeglicher Art, die im biografischen Bezug zur hilfe- und pflegebedürftigen, bettlägerigen Person stehen (Beruf, Hobby), z. B.
  - Motoröl (Mechaniker)
  - Desinfektionsmittel (Ärztin)
  - Farben (Maler) (bitte auf Ungiftigkeit achten!)
  - frisches Gras (Gärtnerin)
  - usw.

Info
Aromapflege dient einerseits der Unterstützung des Geruchssinns. Dieser ist eng verbunden mit Erinnerungen. Mit Positiven ebenso wie mit Negativen. Das ist ganz normal. Doch jedes verwendete Material hat auch eine eigene Konsistenz: Heu ist etwa hart, Gras ist weich, Farben sind dickflüssig usw. Lassen Sie die Pflegebedürftigen bei Bedarf die Materialien auch berühren. So dient die Aromapflege mit unterschiedlichen Materialen nicht nur der Anregung des Geruchssinns, sondern auch der Anregung des taktil-haptischen Sinns. Der Geruchsinn und der Tastsinn sind zudem sehr eng miteinander verbunden.

Durchführung
Woran erinnern etwa Blumen? Blumen duften in unterschiedlichster Art und Weise. Nehmen Sie z. B. eine Rose, die frisch duftet und den ganz besonderen Rosenduft verströmt. Mich persönlich erinnert er immer an meinen

großen Rosenbusch gleich an der Eingangspforte meines Hauses. Lassen Sie ihre hilfe- und pflegebedürftige, bettlägerige Person an einer frischen Rose riechen. Halten Sie den Rosenkopf vorsichtig, mit etwas Abstand an die Nase. Animieren Sie die Person daran zu schnuppern und den Duft aufzunehmen. Beobachten Sie die Reaktion: Vielleicht zeigt sich ein kleines Lächeln. Vielleicht sammeln sich auch Tränen in den Augen. Beide Reaktionen sind als eine Gefühlsregung wahrzunehmen und bedürfen der Nachsorge. Egal welchen Gegenstand Sie verwenden. Geben Sie der hilfe- und pflegebedürftigen, bettlägerigen Person die Zeit, die sie benötigt, die aufkeimenden Erinnerungen zu Tage zu fördern. Unterstützen Sie sie dabei, diese Gefühle zu verarbeiten. Lachen oder weinen Sie mit der zu versorgenden Person. Seien Sie ihr Gefühlsbegleiter. Auch Tränen sind gut – Gefühle werden wahrgenommen und lösen sich. So sage ich immer: »Tränen sind die Perlen der Seele.« Und zwar unabhängig davon, ob es Tränen der Trauer oder der Freude sind.

Wenn die Aktivierungsmaßnahme Ihren Vorstellungen entsprechend verläuft, ist sie nach etwa 10–15 Minuten zu beenden. Beenden bedeutet, das ausgewählte Medium aus dem Raum zu entfernen, das Fenster zu öffnen und das Zimmer für zehn Minuten mit Frischluft zu durchfluten. Dabei – je nach Außentemperatur – den hilfe- und pflegebedürftigen Menschen zudecken und ggf. vor Kälte schützen.

Der hilfe- und pflegebedürftige, bettlägerige Mensch kam nun für ein paar Minuten in den Genuss einer Stimulation des Geruchssinns. Alle weiteren Handlungen an und um die hilfe- und pflegebedürftige, bettlägerige Person sind auch hier überlegt durchzuführen. Denn Sie wollten mit dieser Maßnahme etwas Bestimmtes erreichen. Vielleicht wollten Sie, dass der betreffende Mensch sich erinnert oder an dem Teil hat, was Sie gerade genießen können. Bedenken Sie auch hier, den Grund, weshalb Sie diese Maßnahme gewählt haben, auch hier über die Zeit der Durchführung hinaus zu berücksichtigen. Das bedeutet, dass die Nachsorge bzw. Nachbetreuung des hilfe- und pflegebedürftigen Menschen als selbstverständlich gilt. Entsprechend der Reaktionen wird situationsgerecht auf ihn eingegangen. Egal welches Bedürfnis die hilfe- und pflegebedürftige, bettlägerige Person zu erkennen gibt, es sollte erfüllt werden.

3.3 Füße spüren und Spuren hinterlassen

Füße, für die einen sind sie ein eher ungeliebtes und für die anderen, ein zu hegendes und zu pflegendes Körperteil. Unsere Füße sind es schon von klein auf gewohnt, beansprucht zu werden. Wenn wir gehen oder laufen, belasten wir unsere Füße mit unserem Gewicht, stecken sie in Schuhe, die mehr oder weniger gut passen – Absätze oder Formen haben, die sie eventuell einschnüren –, und laufen mit ihnen stundenlang durch die Gegend. Dabei müssen sie auf den unterschiedlichsten Untergründen klarkommen.

All das hinterlässt bei uns bzw. unseren Füßen Wohlbefinden, Anstrengung, vielleicht auch Schwellungen oder gar Schmerzen. Aber es lässt uns immer fühlen, ob wir unterwegs sind oder die Beine und Füße ausruhen.

Ist es nicht ein großartiges Gefühl am Strand durch den feinen weichen Sand zu laufen oder auf einem Kiesweg sicheren Tritt zu finden und das Knirschen der Steine zu hören? Sicherlich kennen Sie es auch, barfuß über eine Wiese zu laufen, das feuchte Gras zu spüren. Eventuell sind Sie sogar schon mal durch einen kleinen Bach geschritten. Sicherlich haben sie auch schon die Hitze des Asphalts im Sommer unter den Fußsohlen gespürt oder die spitzen Steinchen auf einem Schotterweg. Der eine oder andere mag vielleicht einen harten Untergrund beim Barfußlaufen. Wieder andere lieben es, über weiche Teppiche zu gehen und das flauschige Material zwischen den Zehen zu spüren. Egal, was ihre Fußsohle als Anregung zu spüren bekommt, schon jetzt beim Lesen habe ich bei Ihnen Erinnerungen geweckt.

Jeder von uns braucht Sinnesanregungen. Und ja, auch und gerade an den Fußsohlen benötigen bettlägerige Pflegebedürftige Stimulationen, da die Gefahr des Gefühlsverlustes an diesen Körperteilen enorm groß sein kann. Die Anregung bewirkt, dass sich die Betroffen besser spüren und die Ausmaße ihres eigenen Körpers begreifen. Das Stimulieren der einzelnen Bereiche der Fußsohle, kann sich im Positiven wie auch im Negativen auf den gesamten Körper, auf die Stimmung der hilfe- und pflegebedürftigen, bettlägerigen Person auswirken. Ferner werden Erinnerungen geweckt und ggf. sogar Eigenbewegungen angereizt.

Material
- Plastikboxen (ca. 50 x 40 x 20 cm)
- verschiedene Materialien (z. B. Sand, groben & feinen Kies, Heu, Stroh, Wasser, Sägespäne, Rindenmulch, Steine (unterschiedliche Formen und Größen), Moos, Erdreich, Blätter, Laub etc.
- Handtuch und Waschlappen
- Wasser zum Füße waschen
- Socken (im Nachgang anzuziehen)

Durchführung
Wie funktioniert nun der »Sinnesweg ohne Weg«? → Füllen Sie das vom Betroffenen oder Ihnen ausgewählte Material oder mehrere Materialien in **je eine** Plastikbox. In diese werden dann die Füße des Pflegebedürftigen gestellt, sodass er den jeweiligen Untergrund erspüren kann.

Kündigen Sie der betroffenen Person an, was Sie planen und beschreiben Sie jede Ihrer Handlungen. Es kann durchaus sein, dass die zu aktivierende Person sich zu Beginn erschrickt. Das ist okay. Geben Sie ihr die Zeit, die sie benötigt, sich an das vielleicht schon fremdgewordene Gefühl, etwas an den Fußsohlen zu spüren, zu erinnern oder zu gewöhnen.

Tipp
Bevor mit dem »Sinnesweg für die Füße« am Bett begonnen wird, sollte der Raum gelüftet werden – lassen Sie für zehn Minuten frische Luft herein. Dabei decken Sie – je nach Außentemperatur – den hilfe- und pflegebedürftigen Menschen zu, um ihn ggf. vor Kälte schützen. Bedenken Sie: Auch im Sommer kann eine bettlägerige Person Frischluft als kalt empfinden.

Stellen Sie das Pflegebett auf Ihre Hüfthöhe ein. Der hilfe- und pflegebedürftige Mensch wird in Rückenlage gebracht und in der Mitte des Bettes positioniert. Er trägt bequeme Kleidung. Die Socken werden ausgezogen und die Hosenbeine etwas hochgekrempelt. Alle Materialien wie Kissen, Bettdecke, Lagerungsmaterial etc. werden entfernt. Ein kleines Kissen (40 x 40 cm) wird unter den Kopf gelegt oder ein Nackenhörnchen genutzt. Das Bettgitter (falls vorhanden) wird auf beiden Seiten des Bettes entfernt.

Da Sie die zu aktivierende Person nicht überfordern möchten, haben Sie sich für zwei, maximal drei verschiedene Materialien entschieden. Dies bedeutet, Sie benötigen zwei oder drei Plastikboxen. In diese füllen Sie das von Ihnen favorisierte oder von der zu pflegenden Person ausgewählte Material.

Stellen Sie die vorbereiteten Plastikboxen auf einen Tisch neben dem Bett. Am besten in Ihre Reichweite. Legen Sie sich auch alle weiteren benötigen Materialien auf den Tisch. Nun wählen Sie sich die erste Box aus. Stellen Sie diese an das Fußende des Bettes. Nehmen Sie erst ein Bein und stellen diesen in die Plastikbox. Geben Sie der zu aktivierenden Person Zeit, sich an das Material zu gewöhnen. Kurz darauf nehmen Sie das zweite Bein und stellen es ebenfalls in die Plastikbox. Es kann sein, dass die zu pflegende Person nicht genügend Kraft mehr in den Beinen/Füßen hat und Ihre Unterstützung benötigt. Das bedeutet, dass Sie vollumfänglich gefordert sind.

Anfangs sollte die Begegnung mit dem Material sanft sein. Im Laufe der Zeit kann sich der Druck etwas erhöhen, aber Vorsicht: Die Füße nicht zu fest in den Untergrund pressen! Egal, ob Sie weiches oder grobes Material verwenden, die Fußsohlen sind sehr empfindlich! Diese Sinnesanregung und Aktivierung kann viele ungeahnte Reaktionen auslösen.

Es ist ein Erlebnis für die zu pflegende Person, wenn Sie die Füße in das gewählte Material (möglichst) eintauchen. Das bedeutet, dass Sie nicht nur die Fußsohlen, sondern den gesamten Fuß mit dem Material umgeben und es erspüren lassen. Halten Sie (wenn es die zu pflegende Person allein nicht mehr kann) die Beine mit der einen Hand, mit der anderen Hand verteilen Sie das in der Box befindliche Material um die Füße herum. Lassen Sie die Füße in das Material einsinken und die hilfe- und pflegebedürftige, bettlägerige Person das Material in voller Gänze spüren.

Wenn Sie die zu pflegenden Person mehrere Materialen erspüren lassen wollen, sollten Sie zwischen dem Materialwechsel eine kleine Pause von etwa 30 Sekunden einfließen lassen. Diese halbe Minute ist für uns, die wir kognitiv uneingeschränkt sind, eine sehr lange Zeit. Für die zu versorgende Person ist dieser Zeitraum vielmehr das nötige Maß, um das Gefühlte, Erlebte aufzunehmen.

Nach Abschluss der Aktivierungsmaßnahme wird der hilfe- und pflegebedürftige Mensch wieder in eine für ihn angenehme Position gebracht. Eine Nachsorge bzw. Nachbetreuung des hilfe- und pflegebedürftigen Menschen gilt als selbstverständlich. Entsprechend der Reaktionen wird situationsgerecht auf ihn eingegangen.

»Zugfahrt« zur Kognition und Wahrnehmung
Für diese Anmerkungen möchte ich Sie wieder mit auf eine kleine Reise nehmen. Dieses Mal fahren wir per Eisenbahn.
   Wir, also alle kognitiv fitten und aktiv im Leben stehenden Menschen, fahren – bildlich gesprochen – tagein, tagaus mit einem ICE, dem Hochgeschwindigkeitszug der Deutschen Bahn, von einem Ort zum anderen: Wenn wir uns unterhalten, wenn wir lesen, wenn wir zuhören, nehmen wir die Informationen sofort auf, verarbeiten sie in Bruchteilen von Sekunden und reagieren oft sofort. Die Wahrnehmung und Reaktion erfolgen kurz hintereinander, oft ohne bewussteres Nachdenken. Dies kann in Form einer verbalen Antwort sein, einer Handlung oder einer schnell geschriebenen Kurznachricht auf dem Mobiltelefon. Es geht in Sekundenschnelle, und selten benötigen wir kognitive Pausen.
   Es gibt auch Menschen, die fahren sozusagen IC. Sie sind also ein klein bisschen langsamer unterwegs. Ein IC hat zudem mehr Haltestellen als ein ICE, und er fährt langsamer. Für viele kaum bemerkbar, aber dennoch langsamer. Das bedeutet, diese Menschen sind kognitiv zum einen noch sehr schnell, jedoch häufiger auch (unbemerkt) überlastet.

Andererseits können sie aber schon etwas verlangsamt wirken, vielleicht sogar ein bisschen eingetrübt. Sie sind etwas beeinträchtigt in ihren Fähigkeiten etwas wahrzunehmen und zu verarbeiten. Sie brauchen eben den einen oder anderen »Halt am Bahnhof«. Viele dieser Menschen beherrschen das Kompensieren dieser Beeinträchtigung aber so perfekt, dass es so gut wie nie auffällt.

Nun gibt es Menschen, die fahren kognitiv RegionalExpress (RE). Jeder weiß, der RE fährt in gemäßigtem Tempo und hat diverse Haltestellen mehr als der ICE und der IC. Ein RE hält auch an kleineren Bahnhöfen, sodass viele Menschen einsteigen und mitfahren können. Das bedeutet für unseren Zusammenhang, dass Menschen in ihrer kognitiven Beeinträchtigung bereits weiter fortgeschritten sind und viel mehr Pausen zur Informationsverarbeitung brauchen. Es bedeutet auch, dass die kognitive Belastungsfähigkeit begrenzter ist. Die Aufnahme und Verarbeitung von Informationen beansprucht mittlerweile einen größeren Zeitrahmen. Dies bezieht sich unter anderem auch auf den Informationsinhalt als auch auf die Informationsmenge.

Gleichsam gibt es Menschen, die fahren nur noch Regionalbahn (RB). So wie die RB, welche an fast allen Bahnhöfen der Region hält. Die Menschen bewegen sich zwar langsam, aber sicher von A nach B. Kognitiv betrachtet bedeutet das: Sie sind schon recht beeinträchtigt, kompensieren das aber durch Langsamkeit und viele Gedankenstützen (Bahnhöfe). Auch beherrschen diese Menschen die »Fassadentechnik« par excellence. Sie haben überall Ihre persönlichen »Eselsbrücken«, schaffen es, sich mit wenigen, jedoch bewusst gewählten Worten ins rechte Licht zu rücken und ihre tatsächlichen kognitiven Fähigkeiten geschickt zu verstecken. In Gesprächen sind sie meist sehr zurückhaltend und sprechen wenig. Oft bestätigen diese Personen unreflektiert das Gesagte des Gegenübers oder antworten mit einer allgemeingehaltenen Gegenfrage. Ebenso kommt es regelmäßig vor, dass sie ein vermeintlich beendetes Thema erneut innerhalb kürzester Zeit wieder aufgreifen. Dies alles zeigt auf, dass diese Personengruppe eine äußerst begrenzte kognitive Belastungsfähigkeit aufweist. Das Verarbeiten von erhaltenen Informationen beansprucht eine große Zeitspanne.

Das Folgen von Gesprächen ist ihnen indes schwierig. Auch können Inhalte nicht mehr behalten werden. In der Regel antworten die Betroffenen etwa 10–12 Sekunden verzögert auf das, was ihr Gegenüber gesprochen hat. Für »ICE-Fahrer« stellt dies eine enorme Herausforderung an ihre Geduld und ebenso die eine oder andere emotionale Belastungsprobe dar.

Abschließend gibt es noch eine Menschengruppe, für die ist die Fahrt mit der Regionalbahn (RB) bereits zu anstrengend. Sie schaffen es kaum bis zum, geschweige denn in den Zug. Die Fahrt von einem kleinen Bahnhof zum nächsten stellt für sie eine kaum überwindbare Hürde dar. Möglich ist diese Reise ohnehin nur mit einer ausschließlich für sie zuständigen Begleitperson. Das bedeutet, diese Personen können nur noch in einem Sonderabteil mitfahren. Nun, befindet sich die Begleitperson dabei aber im »ICE-Modus« wird es für den eingeschränkten Menschen schwierig. Da kann es schon mal passieren, dass der Zug ohne die betreffende Person abfährt. Wie das gehen kann? Ganz einfach, es werden die kognitiven Bedürfnisse und Bedarfe nicht erkannt bzw. nicht wahr- oder ernstgenommen. Bildlich gesprochen bedeutet das: Die Begleitperson steigt zwar in den Zug ein, nimmt jedoch die zu begleitende Person nicht mit. Personen, die sozusagen mit diesem Zug unterwegs sind, reagieren auf alles – auf Worte, auf Reize – stark verzögert. Es kann durchaus sein, dass die zu pflegende Person auf ein gesprochenes Wort, auf einen gesetzten Reiz erst etwa 20–30 Sekunden später reagiert.

Aufgrund der unterschiedlichen »Züge« bzw. kognitivem Leistungsvermögen ist bei Aktivierungsmaßnahmen jeglicher Art darauf zu achten, dass diese dem kognitiven Tempo der hilfe- und pflegebedürftigen, bettlägerigen (vielleicht kognitiv beeinträchtigten) Person entsprechen!

3.4 »Ich fühle was, ...« – taktile Wahrnehmung mit den Händen

Überlegen Sie einmal kurz: Was haben Sie heute schon alles angefasst? Was haben Sie bewusst berührt, ertastet oder angefasst? Können Sie sich daran erinnern wie sich heute ihr Handtuch am Morgen, die Kaffeetasse zum Frühstück, die Türklinke an der Haus- bzw. Wohnungstür anfühlten? Vielleicht erinnern Sie sich, vielleicht auch nicht – kein Problem. Denn viele Handlungen verlaufen so routiniert und in den täglichen Alltagsablauf eingebunden, dass Sie diese gar nicht mehr bewusst spüren? Wenn Sie nun bewusst darüber nachsinnen, waren bestimmt einige Handlungen, Abläufe, Gegenstände und/oder Materialen dabei, die Sie heute bereits gespürt haben.

Stellen Sie sich nun vor, Sie fühlen tagein tagaus Baumwolle: mal flauschig, dann einigermaßen weich und schließlich hart. Was denken Sie darüber? Was macht das mit Ihren Händen? Was passiert mit Ihren Nervenbahnen auf dem Weg zum Gehirn und den Synapsen? Richtig. Sie stumpfen ab. Es fehlt der Reiz. Es herrscht sozusagen Reizarmut.

Erinnern Sie sich an Ihre Kindheit oder stellen Sie sich Kinder vor, wie sie herumtollen und alles Mögliche berühren, um es zu begreifen! Mitunter gibt es Gesellschaftsspiele, die das Erfühlen oder Ertasten von »unsichtbaren« Gegenständen vorgeben. Diese befinden sich in einer verschlossenen Schachtel und es ist die Aufgabe, den »unsichtbaren« Gegenstand zu erraten, besser noch zu erkennen. Diese Art von Spiel kann sehr gut als Aktivierungsmaßnahme bei hilfe- und pflegebedürftigen, bettlägerigen Menschen genutzt werden. Sie fördert und unterstützt ihren Tastsinn, die Feinmotorik, die Grobmotorik, die Kognition und auch das Erinnerungsvermögen.

Natürlich wird die Aktivierungsmaßnahme auch von Emotionen begleitet. Zum einen kann der Spaß, die Freude, der Humor, das Lachen zum Vorschein kommen. Andererseits können auch Unmut, die Traurigkeit, der Frust Einzug halten. Egal, welches Gefühl sich breit macht – es ist gut so! Denn es sind ganz natürliche Reaktionen. Sie bedeuten, dass nicht nur Tastsinn, Motorik und Kognition aktiviert wurden, sondern auch die Gefühls- und Gedankenwelt.

Material
- Schachteln – am besten Schuhschachteln mit Deckel
- Stoff nach Wahl (wenn möglich blickdicht)
- Schere oder Cuttermesser
- Kleber/Heißkleber/Stoffkleber
- Tisch, Stuhl
- Ausziehtisch von Nachttisch oder Betttablett
- ggf. Nähmaschine
- Materialien und Gegenstände nach Wahl (Alltagsgegenstände, entsprechend der Biografie)

Zur Vorbereitung dieser Aktivierungsmaßnahme sind Sie erstmal gefordert. Die Tastschachteln müssen vorbereitet werden. Es empfiehlt sich, mehrere Tastschachteln vorzubereiten, das heißt zwei oder drei. Es kann durchaus vorkommen, dass eine Tastschachtel vor, während oder nach der Aktivierungsmaßnahme kaputt geht. Eine gute Vorbereitung minimiert somit Ihren persönlichen Stresslevel. Die Vorbereitungsphase kann natürlich auch als separate Aktivierungsmaßnahme am Bett gestaltet werden. Hier empfiehlt es sich, die hilfe- und pflegebedürftige, bettlägerige Person teilhaben zu lassen. Ist die zu aktivierende Person in der manuellen Grundmotorik noch fit, steht einer aktiven Mitarbeit bei der Bastelei nichts im Wege.

Bei der Teilhabe an der Bastelarbeit durch die zu pflegende Person ist darauf zu achten, dass sie in jeden einzelnen Schritt vollumfänglich miteinbezogen wird. Das heißt, Sie benennen jeden Gegenstand, es wird jeder Schritt, auch wenn er noch so unbedeutend erscheint, benannt, erklärt, geschildert. Sie führen sozusagen einen Monolog während der Produktionsphase. Jeder Gegenstand wird gezeigt und darf von der zu aktivierenden Person gefühlt und wahrgenommen werden. Der pflegebedürftigen Person soll ermöglicht werden, selbst aktiv mitzuwirken.

Bastelanleitung
Nun nehmen Sie eine Schuhschachtel und überlegen sich, wo die Eingriffe für die Hände sein sollen. Eher an der breiten oder besser an der schmalen Seite. Es ist sinnig, sich die physiologische Grundhaltung der Hände der zu pflegenden Person vor Augen zu halten. Diese Grundhaltung ist der aus-

schlaggebende Grund an welcher Stelle Sie die Eingriffe anbringen. Die Aktivierungsmaßnahme soll ja grundsätzlich Spaß machen und nicht von vorneherein mit Anstrengung und gegebenenfalls Schmerzen verbunden sein.

Jetzt nehmen Sie die Schere oder das Cuttermesser zur Hand und schneiden an der ausgewählten Stelle die Öffnung für die Hände. Bitte beachten Sie dabei, dass die Öffnung nicht zu klein ist. Die Hände der hilfe- und pflegebedürftigen, bettlägerigen Person sollen gut durchpassen.

Nun benötigen Sie den blickdichten Stoff. Diesen schneiden Sie entsprechend der gewählten Schachtelseite zu. Bei der »langen« Seite benötigen Sie einen Zuschnitt, bei der »kurzen« Seite benötigen Sie zwei Zuschnitte. Bevor Sie die Stoffzuschnitte in der Schachtel befestigen, müssen Sie auch im Stoff einen Eingriff anfertigen. Das bedeutet, Sie messen den Stoffzuschnitt mit der angehenden Tastschachtel ab und suchen sich die Mitte des entstehenden Eingriffs. An der von Ihnen gewählten Stelle schneiden Sie jetzt den Stoff in der Mitte mit der Schere oder dem Cuttermesser auseinander. Nicht komplett. Genau in der Größe der Öffnung an der Schachtel. Ein Schnitt von oben nach unten. Dann evtl. oben und unten noch einen halben Zentimeter nach links und nach rechts. Denn falls der Stoff ausfranst, können Sie mit Stoffkleber einen kleinen Saum anfertigen. Vielleicht sind Sie ja auch im Nähen fit und nähen einen.

Während Sie den Stoff zugeschnitten, die Ränder geglättet und gesichert haben, konnte der Heißkleber auf Temperatur kommen. Denn nun wird der vorbereitete Stoff auf der Innenseite der Schachtel angeklebt. Vorsicht beim Hantieren mit Heißkleber! Wie der Name schon sagt, es wird heiß, also seien Sie bitte vorsichtig beim Ankleben des Stoffs. Am besten nehmen sie sich ein geeignetes Hilfsmittel zur Hand (einen Spatel oder Ähnliches). Wenn Sie durchweg mit einem Stoffkleber arbeiten, ist auch Vorsicht geboten. Der Kleber klebt – auch an den Händen!

Nun ist die erste Vorarbeit erledigt. Die Öffnungen/Eingriffe in der Schachtel sind fertig. Das Kunstwerk kann nach dem Trocknen und Festwerden an der Außenseite noch kreativ nach individuellen Vorstellungen gestaltet werden. Der Deckel der Tastschachtel gehört auch dazu. Je nach Möglichkeiten kann die Außenseite bemalt oder beklebt werden.

Die Vorbereitungen sind nun abgeschlossen. Idealerweise haben Sie bereits in diesem Vorgang die hilfe- und pflegebedürftige Person soweit wie möglich einbezogen. Jetzt freuen Sie sich auf das Arbeiten mit der selbst hergestellten Tastschachtel und auf die Reaktionen der hilfe- und pflegebedürftigen, bettlägerigen Person.

Durchführung

Bevor Sie die zu aktivierende Person aufsuchen, überlegen Sie sich, mit welchem Gegenstand, aus welchem Material Sie die Tastschachtel befüllen möchten. Was könnte die zu pflegende Person heute als Anreiz brauchen. Ausschlaggebend hierfür kann natürlich auch die Jahreszeit sein. Nehmen wir an, es ist Frühling, kurz vor Ostern. Was würden Sie in der Tastschachtel finden wollen? Ostergras, Narzissen, Tulpen, Krokusse (echte Blumen aus dem Garten oder gekauft), ein Osterei, einen Osterhase (kleines Stofftier) etc. Alles, was Sie mit dieser Jahreszeit verbinden.

> **Wichtig** ▸ **Treffen Sie eine Auswahl**
>
> Legen Sie immer nur einen Gegenstand in die Schachtel! Denn: Versuchen Sie sich in die Situation der betroffenen Person zu versetzen:
> »Sie sind kognitiv beeinträchtigt, körperlich geschwächt, sind ans Bett gefesselt. Ihre Reize/Anreize sind weitgehend minimiert, und ihre Konzentration wird nur punktuell gefordert. Jetzt kommt jemand mit einer Tastschachtel an Ihr Bett. Strahlt über das ganze Gesicht und ist voller Aufregung, weil er oder sie sich viele Gedanken gemacht hat, Sie zu fördern und zu fordern. Sie freuen sich, denken: ›Da ist jemand, der Zeit für mich hat.‹ Sie hören zu, Ihnen wird Zeit gegeben, das Gesagte zu verarbeiten. Schließlich fassen Sie in Vorfreude und Spannung in die Tastschachtel ... und sind plötzlich verwirrt. In der einen Hand fühlen Sie dies und in der anderen Hand das? Komisch! Ihre Gedanken beginnen zu kreisen, Frustration macht sich breit – irgendwas stimmt doch da nicht!

> *Sie ziehen beide Hände aus der Tastschachtel und wollen der Aufforderung der Pflege-/Betreuungsperson nicht mehr folgen, obwohl diese mit Engelsgeduld versucht, Sie zu motivieren und aktivieren.«*
> Was ist passiert? Richtig. Sie sind überfordert. Überfordert mit den zwei unterschiedlichen Gegenständen, die Sie gefühlt haben. Ihre Emotionen, Ihre Kognition, Ihre Sinne wurden binnen kürzester Zeit ausgereizt. Das Ergebnis: Sie sind von sich selbst enttäuscht und zeigen dies der Außenwelt in Form von sogenannten »herausfordernden Verhaltensweisen«. Sie lehnen die Aktivierungsmaßnahme strikt ab, ziehen sich zurück. Die Pflege-/Betreuungsperson bleibt enttäuscht zurück und ist möglicherweise auch ratlos, was schief gegangen ist.

Wählen Sie einen Gegenstand gezielt aus und legen diesen in die Tastschachtel. Machen Sie sich auf dem Weg zur zu aktivierenden Person und informieren Sie sie über die Aktivierungsmaßnahme, die Sie mit ihr unternehmen wollen.

Das Pflegebett wird auf eine angemessene Höhe gebracht. Angemessen bedeutet in diesem Fall, dass Sie sich auf Augenhöhe mit der hilfe- und pflegebedürftigen, bettlägerigen Person befinden. Der betroffene Mensch wird in Rückenlage und Oberkörperhochlagerung (ca. 75–80°) positioniert. Hilfsmittel wie Hörgeräte oder Brille werden entsprechend angebracht. Gegebenenfalls werden die Hände gewaschen und abgetrocknet.

Die Dauer der Aktivierungsmaßnahme orientiert sich am kognitiven Grundzustand der hilfe- und pflegebedürftigen, bettlägerigen Person. Sie kann minimal eine Minute und sollte maximal 30 Minuten andauern. Beim Einsatz der Tastschachtel sollten höchstens drei Gegenstände nacheinander verwendet werden. Wird ein Gegenstand erkannt, so ist dieser aus der Tastschachtel zu nehmen und wird im Sichtfeld der zu pflegenden Person genau betrachtet. Der Gegenstand wird besprochen, erläutert, ein Bezug hergestellt (Jahreszeit, Festivität …). Vielleicht haben Sie einen Gegenstand mit biografischem Bezug gewählt, dann können Sie über den Gegenstand philosophieren und etwas in der Vergangenheit verweilen. Erinnerungen der zu aktivierenden Personen können somit einerseits zu Tage gefördert und anderseits aufrechterhalten werden.

Nach Abschluss der Aktivierungsmaßnahme wird der pflegebedürftige Mensch wieder in eine für ihn angenehme Position gebracht. Eine Nachsorge bzw. Nachbetreuung des hilfe- und pflegebedürftigen Menschen gilt als selbstverständlich. Entsprechend der Reaktionen wird situationsgerecht auf ihn eingegangen.

3.5 Kuscheln im »Nest«

Kuscheln – Kuscheln steht für Wärme, Sicherheit, sich gut aufgehoben fühlen, Wohlbehagen. Kuscheln ist ein Ausdruck von Zuneigung, Mitgefühl und Liebe. Überlegen Sie einmal, wie oft Sie jemanden in den Arm nehmen oder selbst kurz umarmt werden? Wie oft Sie sich auf dem Sofa einkuscheln und sich vielleicht an die Schulter Ihres Partners / Ihrer Partnerin oder eines guten Freundes / einer Freundin lehnen und einfach nur geherzt werden? Sicherlich kommen da einige Ereignisse zusammen.

Und nun denken Sie daran, wie oft eine hilfe- und pflegebedürftige, bettlägerige Person wirklich echte, authentische Liebe und Zuneigung bekommt? Wie oft hat sie die Möglichkeit zu kuscheln? Dabei geht es nicht um die professionelle, aus einer Berufung heraus gezeigte Wärme und Zuneigung, sondern um wirkliche, echt entgegengebrachte Zuneigung, die Sicherheit und Geborgenheit vermittelt. Sofern keine Partner und Angehörigen mehr vorhanden sind oder sich nicht um die betroffene Person kümmern, werden diese Kuschel-Momente eher sehr selten bis gar nicht mehr vorhanden sein.

Und Ja, Sie werden jetzt vielleicht anmerken, dass Sie nicht mit jeder Ihnen anvertrauten Person kuscheln können, zumal es dann ja auch wieder nur um »professionelle Zuneigung« ginge. Das stimmt, außerdem fehlt Ihnen die Zeit dafür und manchmal sind derartige Überlegungen vielleicht auch von einem Hauch Ekel begleitet. Diese Argumente und das ganz leicht mitschwingende unangenehme Gefühl halten Sie davon ab, die Person einfach mal »lieb zu haben«, in den Arm zu nehmen und zu herzen. Außerdem steht noch die Frage im Raum, wie denn eine bettlägerige Person in den Arm genommen werden kann und welche hygienischen Aspekte zu bedenken sind? Sollen Sie sich etwa zu ihr ins Bett legen? Meine ganz persönliche Meinung dazu ist: Warum nicht! Ich gehöre zu den Menschen, die das getan haben und auch immer noch tun, wenn Bedarf, Bedürfnis und Zustimmung vorhanden ist.

Natürlich ist dies aber nicht der einzige Weg, einer pflegebedürftigen Person Sicherheit und Geborgenheit zu vermitteln. Wie Sie dies mit ganz einfachen Mitteln tun können, beschreibe ich im Folgenden.

Material
- 1–2 weiche Decken, je nach Größe oder
- 2–3 Bade- bzw. Duschtücher
- 1 kleines Kopfkissen (40 x 40 cm) oder
- alternativ: 1 stabiles Nackenhörnchen

Durchführung
Bringen Sie das Pflegebett auf eine optimale Arbeitshöhe (Hüfthöhe) und positionieren sie die hilfe- und pflegebedürftige, bettlägerige Person in Rückenlage. Alle Positionierungsmaterialien werden aus dem Bett entfernt, auch das Kopfkissen. Unter den Kopf wird ein kleines Kissen (40 x 40 cm) oder ein Nackenhörnchen gelegt.

Die Decke wird über die lange Seite zu einer Schlange gerollt. An der körperfernen Seite, an der Schulter beginnend, wird diese Deckenschlange um den Oberkörper drapiert. Dafür drehen Sie die zu pflegende Person leicht zur Seite, sodass Sie die Decke unter die Schulter und unter den Oberkörper legen können. Die Außenseite des Oberkörpers sollte nur ganz leicht auf der Decke aufliegen. Nun führen Sie die Decke am und unter dem Gesäß entlang zur anderen Seite des Oberkörpers bis hinauf zur zweiten Schulter. Der Pflegebedürftige soll sich wie in einem Nest fühlen. Sein ganzer Rumpf ist von der Decke umrandet. Bei Bedarf nutzen Sie die zweite Decke, um die erste zu »verlängern«. Die Deckenschlange muss die Person ganz umhüllen. Die zu pflegende Person liegt nun in einem sogenannten Nest. Ihr Körper wird von dem »Nest« umschlossen – das vermittelt Sicherheit und Geborgenheit.

Der Kopf des Betroffenen wird weiterhin nur von einem kleinen Kissen oder Nackenhörnchen gestützt, wobei der Oberkörper nun mithilfe des Pflegebettes um etwa 30–45 Grad hochgefahren werden kann. Somit kann zudem ein Reflux von Mageninhalten und demzufolge ein Verschlucken (Aspiration) vermieden werden.-

Diese Position kann bis zu 120 Minuten anhalten, je nachdem, was der bettlägerige Mensch möchte oder nicht. Denn, wie auch alle anderen Aktivitäten, kann diese Form der Aktivierung positive als auch negative Auswirkungen nach sich ziehen. Entweder entspannt die zu pflegende Person in voller Gänze oder die sogenannte »Nestlagerung« verursacht bei der zu pflegenden Person ein Gefühl der Enge, potenziell sogar gefolgt von Ängsten.

Sollte diese Maßnahme das erste Mal bei der hilfe- und pflegebedürftigen, bettlägerigen Person zur Anwendung kommen, empfiehlt sich, in den ersten 20 Minuten engmaschige Kontrollen durchzuführen oder in dieser Zeit anwesend zu sein, um bei Bedarf schnellstmöglich reagieren zu können. Das heißt, die Maßnahme ggf. zu beenden.

Nach Abschluss der Nestlagerung sollten alle weiteren Handlungen an und um die hilfe- und pflegebedürftige, bettlägerige Person auch hier überlegt durchgeführt werden. Denn Sie wollten mit dieser Maßnahme sicherlich etwas erreichen: Vielleicht war es Ihrerseits angedacht, dass sich die hilfe- und pflegebedürftige, bettlägerige Person entspannt, da sie vor dieser Maßnahme sehr angespannt war oder verspannt wirkte. Der ursprüngliche Grund für diese Maßnahme, sollte auch im Nachgang berücksichtigt werden. Eine Nachsorge bzw. Nachbetreuung des hilfe- und pflegebedürftigen Menschen gilt als daher selbstverständlich. Entsprechend der Reaktionen wird situationsgerecht auf ihn eingegangen.

Nach Abschluss der Aktivierungsmaßnahme erfährt hilfe- und pflegebedürftige Person einen Positionswechsel.

3.6 Massagen

3.6.1 Handmassage in fünf Schritten

Nicht jeder mag sie oder kann sie genießen. Jedoch kann eine Handmassage enorm entspannend wirken. Natürlich kommt es bei einer Handmassage darauf an, in welchem Tempo sie durchgeführt wird und ob die Berührungen als angenehm empfunden werden.

Die Handmassage kann entweder mit einem Handpeeling durchgeführt werden, welches die Haut sanft von alten Hautschüppchen befreit, verfeinert und glättet. Das sollte jedoch nicht bei angegriffener, wunder oder rissiger Haut erfolgen.

Alternativ kann eine Handmassage einfach nur mit Handcreme oder einem Pflegeöl durchgeführt werden, das die Haut pflegt und mit einem Schutzfilm überzieht.

Material
- Handcreme oder Öl
- alternativ: natürliche Duftöle, Öl, Haushaltszucker oder Salz zum Herstellen eines Peelings
- lauwarmes Wasser
- kleine Schüssel
- Handtuch, Waschlappen

Durchführung:[5] [6]

Info

Vorbereitung des Öl-Peelings (für eine Hand bzw. einen Fuß)
- 1 EL Zucker oder Salz
- 2–3 Tropfen vom ausgewählten Duftöll, bitte orientieren Sie sich hier an der Tabelle mit den Duftölen (▶Tab. 1, S. 31)
- pflegendes Öl nach Belieben (Olivenöl, Rapsöl etc.)

Je weniger Öl Sie nehmen, desto »trockener« wird das Peeling; je mehr Öl, desto »satter und flüssiger« wird das Peeling.
Die ideale Konsistenz orientiert sich unter anderem an der Hautbeschaffenheit der zu aktivierenden Person.

Schritt 1: das Ausstreichen

Wählen Sie eine Ihrer Hände als Stützhand aus und nutzen Sie Ihre andere Hand als Arbeitshand, also Massagehand. Während die Arbeitshand mit sanftem Druck in streichelnden Bewegungen von den Fingerspitzen der zu behandelnden Person über dessen Handrücken und Unterarm hin zum Ellenbogengelenk und wieder zurück ausstreicht und leicht kreisend massiert, hält die Stützhand die ganze Zeit über den Unterarm des Pflegebedürftigen. Dazu kann sein Unterarm auf den eigenen Unterarm gelegt werden.

Lassen Sie die zu aktivierende Person die Hand, den Handrücken und den Handteller spüren. Erweitern Sie die Ausstreichungen vom Handrücken aus in Richtung Unterarm. Wandern Sie mit jeder Ausstreichung weiter in Richtung Ellenbogen.

---

[5] https://www.weleda.de/magazin/schoenheit/hand-massage, abgerufen am 25.08.2019
[6] https://www.rundumgesund.de/lifestyle/wellness/handmassage-selber-machen-anleitung-tipps/, abgerufen am 25.08.2019

Die Arbeitshand führt in großen, sanften und fließenden Bewegungen – ausgehend vom Handrücken bis zum Ellenbogen und zurück – die Ausstreichungen vier- bis fünfmal hintereinander durch. Die Ausstreichungen können Sie gerne mit drehenden oder wellenförmigen Bewegungen kombinieren.

Nachdem Sie nun die großflächigeren Anteile der Hand und des Unterarms mit den Ausstreichungen betont haben, wandern Sie nun zu den Fingern, um auch diese auszustreichen. Umschließen Sie mit Ihrem Daumen und Zeigefinger jeden Finger der zu aktivierenden Person. Streichen Sie jeden einzeln aus. Mit sanftem Druck, langsam und bewusst.

Tipp
Wollen Sie die zu aktivierende Person anregen, streichen Sie die Finger von der Fingerkuppe in Richtung Fingergrundgelenk. Ist es Ihr Wunsch die zu aktivierende Person vielmehr zu beruhigen, streichen Sie die Finger vom Fingergrundgelenk in Richtung Fingerkuppe aus.

Schritt 2: die Fingermassage
Die Stützhand hält das Handgelenk. Die Arbeitshand führt die Fingermassage durch.

Lassen Sie jedem einzelnen Finger der zu aktivierenden Person eine Massage zukommen. Zum einen dient es der Entspannung, und zum anderen gibt es der zu aktivierenden Person eine (Körper-)Orientierung.

Beginnen Sie auf der Innenseite des Daumens. Nehmen sie den Daumen und später die weiteren Finger – wie oben bereits erwähnt – entweder zwischen Ihren Daumen und Zeigefinger oder umschließen Sie den Daumen und die Finger mit Ihren eigenen Fingern. Testen Sie, welche Form der Massage, dem Pflegebedürftigen am angenehmsten ist. Seine Mimik wird es Ihnen verraten.

Massieren Sie den Daumen und jeden Finger vom Fingergrundgelenk in Richtung Fingerkuppe. Sie können ausstreichen, kreisende Bewegungen oder wellenförmige Bewegungen durchführen.

Greifen Sie dann die Finger und den Daumen der zu aktivierenden Person mit Ihren Fingern am Fingergrundgelenk und ziehen Sie sie mit sanften Druck und etwas höherem Tempo vorsichtig in die Länge. Jeden Finger und den Daumen etwa drei- bis fünfmal. Beginnen Sie beim Daumen.

Schließen Sie die Fingermassage mit einer leichten, kreisförmigen Massage des Nagelbettes des jeweiligen Fingers ab.

> **Wichtig** — **Vorsicht bei Gelenkserkrankungen und Schmerzäußerungen!**
> Bitte lassen Sie Vorsicht bei Personen mit Gelenkserkrankungen walten und achten sie gut auf etwaige Schmerzäußerungen der Betroffenen. Die Massage soll ja zum Wohlbefinden beitragen und keinesfalls Gegenteiliges bewirken!

Schritt 3: die Handrückenseiten

Sehr häufig sind hilfe- und pflegebedürftige, bettlägerige Menschen in den Händen und Fingern verspannt. Das mag daran liegen, dass der Handrücken weniger Bewegung hat und sich daher zunehmend verkrampft. Das Ausstreichen bzw. Massieren des Handrückens lockert die Muskeln und Sehnen der zu aktivierenden Person.

Massieren bzw. streichen Sie den Handrücken mit Ihren Daumen von der Fingerwurzel in Richtung Handgelenk aus. Es ist zu empfehlen, dass Sie diese Ausstreichung/Massage mit besonderer Vorsicht und mit nur sehr wenig Druck durchführen. Ein zu starker Massagedruck kann zu einem unangenehmen Gefühl führen, da sich im Handrücken sehr viele Sehnen befinden.

Schritt 4: die Handfläche
Im nächsten Schritt massieren Sie die Handinnenfläche, den Handteller. Hierzu drehen Sie die Hand der zu aktivierenden Person mit ihrer Stützhand um. So, dass der Handrücken nach unten und die Handinnenfläche nach oben zeigt.

Ihre Arbeitshand unterstützt nun etwas die Stützhand. Positionieren Sie die Finger Ihrer Stütz- sowie Ihrer Arbeitshand auf den Handrücken der zu aktivierenden Person. Führen Sie die Massage mit Ihren beiden Daumen durch. Erst mit dem einen Daumen, dann mit dem anderen. Führen Sie kreisförmige Massagebewegungen durch – langsam, gleichmäßig und mit sanftem Druck. Arbeiten Sie von innen nach außen, das heißt von der Mitte des Handtellers zum Handballen. Sie können die Massage in kleinen sich aneinanderreihenden Kreisen oder von kleinen zu großen Kreisen durchführen. Sie können die Massage mit und entgegen des Uhrzeigersinns durchführen. Umkreisen Sie den Handteller drei- bis fünfmal.

Schritt 5: das Beenden der Massage
Leiten Sie das Ende der Massage ein, indem Sie mit den Fingern der zu aktivierenden Person kleine kreisförmige Lockerungsübungen durchführen. Beginnen Sie auch bei diesen abschließenden Lockerungsübungen mit dem Daumen und gehen Finger für Finger vor.

Beenden Sie die Massage der ersten Hand mit einem großflächigen Ausstreichen. Orientieren Sie sich an der Ausstreichung, die zu Beginn der Massage durchgeführt haben.

Entfernen Sie jetzt die Reste der Handcreme bzw. des Öl-Peelings.

Im Anschluss daran beginnt die Handmassage an der anderen Hand bei Schritt 1. Die Massage wird durch ein abermals großflächiges Ausstreichen beendet. Verwenden Sie am Ende der Massage einen warmen Waschlappen oder ein feuchtes Tuch. Damit können Sie das verbliebene Peeling, das Massageöl oder die Creme entfernen.

Nach Abschluss der Aktivierungsmaßnahme wird der hilfe- und pflegebedürftige Mensch wieder in eine angenehme Position gebracht. Eine Nachsorge bzw. Nachbetreuung des hilfe- und pflegebedürftigen Menschen gilt als selbstverständlich. Entsprechend der Reaktionen wird situationsgerecht auf ihn eingegangen.

3.6.2 Fußmassage in zwölf Schritten

Auch eine Fußmassage ist nicht Jedermanns Sache. Für die einen ist eine Fußmassage sehr entspannend und für die anderen ist sie das Schrecklichste überhaupt, weil die Person nicht gerne an den Füßen berührt wird, sehr kitzelig ist oder vielleicht auch unter Schweißfüßen leidet und sich derer schämt. Demzufolge sollte bereits im Vorfeld, z. B. über ein biografisches Gespräch, geklärt werden, ob die zu aktivierende Person diese Maßnahme mag oder nicht.

Die Fußmassage kann entweder mit einem Peeling (▶ Kasten S. 57) durchgeführt werden, welches die Haut sanft von alten Hautschüppchen befreit, verfeinert und glättet. Das sollte jedoch nicht bei angegriffener, wunder oder rissiger Haut erfolgen.

Alternativ kann eine Fußmassage einfach nur mit Creme oder einem Pflegeöl durchgeführt werden, das die Haut pflegt und mit einem Schutzfilm überzieht.

Material
- fetthaltige Creme, Fußcreme oder Pflegeöl
- alternativ: natürliche Duftöle, Öl, Haushaltszucker oder Salz zum Herstellen eines Peelings
- lauwarmes Wasser
- kleine Schüssel
- Handtuch, Waschlappen
- Baumwollsocken

Durchführung[7]

Schritt 1
Bevor Sie mit der Fußmassage beginnen, sollten Sie unbedingt eine Hautinspektion durchführen. Hierbei achten Sie auf Rötungen, Schwellungen und weitere, ggf. krankheitsbedingte Hautveränderungen, um etwaigen Gefahren vorzubeugen.

Schritt 2
Setzen Sie sich so zur zu aktivierenden Person, dass Sie die Füße gut massieren können. Idealerweise legen Sie die Füße (bzw. immer den Fuß, den Sie gerade massieren) in Ihren Schoß. Ihren Schoß bedecken Sie, zum Schutz Ihrer Kleidung zuerst mit einem Handtuch.

Schritt 3
Nehmen Sie nun das vorbereitete Duftöl-Peeling oder die Creme und verteilen es/sie in Ihren Händen. So wärmen Sie es ein wenig an.

Schritt 4
Jetzt verteilen Sie das Duftöl-Peeling bzw. die Fußcreme in großflächigen Ausstreichungen auf dem zu massierenden Fuß. Beginnen Sie knapp unter dem Sprunggelenk, streichen Sie erst in Richtung der Zehen und führen in Achtertouren über die Fußsohle und den Fußballen die Ausstreichungen bis knapp über das Sprunggelenkt weiter. Verteilen Sie das Peeling oder die Fußcreme großzügig. Diese Ausstreichungen helfen dem Fuß und im Besonderen der zu aktivierenden Person sich auf die Massage einzustellen.

Schritt 5
Führen Sie die Fußmasssage nun bei den Zehen weiter durch: Beginnen Sie bei der großen Zehe und arbeiten sich bis zur kleinsten durch. Nehmen Sie jede Zehe zwischen Ihren Daumen und Zeigefinger und streichen die Zehen nacheinander vom Zehengrundgelenk in Richtung Nagelbett aus. Üben Sie beim vorsichtigen Ausstreichen sanften Druck auf die Zehen aus.

---

[7] https://www.wellnessheimstudium.de/klassische-massagetechniken/fussmassage-anleitung, abgerufen am 25.08.2019

Schritt 6
Im Weiteren führen Sie nun kleine kreisende Bewegungen mit Ihren beiden Daumen an den Zehenballen durch. Wandern Sie dabei von Zehenballen zu Zehenballen – vom großen zum kleinen und wieder zurück. Dies wiederholen Sie drei- bis fünfmal.

Schritt 7
Nun wandern Sie mit Ihren Daumen weiter in Richtung des Hohlraums an der Fußsohle. Mit äußerster Vorsicht und sehr behutsam massieren Sie nun diesen Bereich. Dabei üben Sie kaum Druck aus. Die Massage ähnelt vielmehr kreisenden Streichungen. Behalten Sie stets das Gesicht der zu aktivierenden Person im Blick. Denn die Mimik verrät mehr als gesprochene Worte, ob die Person die Massge genießt oder eher nicht mag.

Schritt 8
Über den Hohlraum an der Fußsohle wandern Sie nun in Richtung Ferse. Hier angekommen dürfen Sie die Intensität des Massagedruckes erhöhen. Die Ferse ist sehr robust und kann etwas mehr Druck gut vertragen. Hier dürfen Sie etwas verweilen. Massieren Sie Ferse etwa 20–30 Sekunden.

Schritt 9
Nun gleiten sie von der Ferse hin zum Fußrücken. Von knapp unter dem Sprunggelenk arbeiten Sie sich wieder vor zu den Zehen. Massieren sie den Fußrücken mit Ihren Fingern. Achten Sie dabei darauf, dass Sie Streichungen und kreisende Bewegungen mit wenig Druck durchführen.

Schritt 10
Bei den Zehen angekommen, nehmen Sie den Fuß in Ihre Hände und streichen ihn nochmal langsam mit Ihren Fingern und mit leichtem Druck aus. Vom knapp unter dem Sprunggelenk bis zu den Zehen. Streichen Sie den Fuß insgesamt fünfmal aus – ausgehend von der großen zur kleinen Zehe.

Schritt 11
Im diesem Schritt ist wieder Sensibilität gefordert: Legen Sie Ihre Finger zwischen Innen- und Außenknöchel und Ferse. Führen Sie hier ganz sanfte,

kleine kreisende Massagebewegungen durch – im oder gegen den Uhrzeigersinn oder den Knöchel im Ganzen umkreisend.

Schritt 12
Leiten Sie das Ende der Massage des ersten Fußes ein, indem Sie noch einmal den gesamten Fuß großflächig ausstreichen und vorsichtig ausschütteln. Entfernen Sie ggf. die Reste der Fußcreme bzw. des Duftöl-Peelings.

Im Anschluss daran beginnt die Fußmassage an dem anderen Fuß bei Schritt 1. Die Massage wird durch ein abermals großflächiges Ausstreichen beendet. Verwenden Sie am Ende der Massage einen warmen Waschlappen oder ein feuchtes Tuch. Damit können Sie das verbliebene Peeling, das Massageöl oder die Creme entfernen.

Nach Abschluss der Aktivierungsmaßnahme wird der hilfe- und pflegebedürftige Mensch wieder in eine angenehme Position gebracht. Eine Nachsorge bzw. Nachbetreuung des hilfe- und pflegebedürftigen Menschen gilt als selbstverständlich. Entsprechend der Reaktionen wird situationsgerecht auf ihn eingegangen.

3.6.3 Kopfmassage in sechs Schritten[8]

Die Kopfmassage beim Friseur zwischen dem Waschen und Schneiden der Haare ist für manche eine Wohltat, die sie sehr genießen. Kopfmassagen gibt es auch als therapeutische Verordnung zur Behandlung von Verspannungen der Kopfhaut. In jedem Fall ist der Kopf ein äußerst sensibles Körperteil.

Zur Aktivierung von hilfe- und pflegebedürftigen, bettlägerigen Personen eignet sich diese Form der Aktivierung besonders, da sich an der Kopfhaut und am Haaransatz sehr viele empfindliche Punkte befinden, die wenig Stimulation erfahren. In der Regel wird die Kopfhaut bei hilfe- und pflege-

---

[8] https://www.nivea.de/beratung/lifestyle/kopfmassage-anleitung-fuer-das-wohlfuehlprogramm, abgerufen am 25.08.2019

bedürftigen, bettlägerigen Personen nur morgens und abends beim Haarekämmen stimuliert.

Zum Durchführen der nachfolgenden Beschreibung ist es von Vorteil, wenn die hilfe- und pflegebedürftige, bettlägerige Person in Oberkörperhochlage gebracht wird. Die beschriebene Kopfmassage ist mit den Händen (ohne Einmalhandschuhe) durchzuführen. Sie können die Kopfmassage, wenn es die zu aktivierende Person wünscht, mit einem Kopfhautöl durchführen.

Material
- ggf. Kopfhautöl

Durchführung

Schritt 1
Legen Sie Ihre Finger an den Haaransatz. Lassen Sie diese dort kurz verweilen. Anschließend beginnen Sie mit kleinen, leicht kreisenden Bewegungen den Kopf zu massieren. Die kreisenden Bewegungen verlaufen ähnlich beim Shampoonieren der Haare. Wandern Sie von der Stirn über den Oberkopf runter zu den Schläfen, wieder hoch zum Oberkopf und runter in den Nacken. Wiederholen Sie das Ganze zwei- bis dreimal.

Schritt 2
Nun greifen sie sich nacheinander einzelne Haarsträhnchen. Ziehen Sie ganz sanft daran. Wechseln Sie die Seiten ab. Beginnen Sie vorne beim Haaransatz und gehen Sie Schritt für Schritt in Richtung Nacken.

Schritt 3
Legen Sie nun Ihre Finger wieder an den Haaransatz. Verweilen Sie erneut so für eine kurze Zeit. Dann streichen Sie mit dem Zeige- oder Mittelfinger den Haaransatz entlang: vom Mittelscheitel über die Schläfen hin zum Ohr bis zum Nacken. Immer von oben nach unten. Nicht umgekehrt! Wiederholen Sie dies drei- bis fünfmal.

Tipp
Belassen Sie beim Umgreifen zur Wiederholung der ersten Stimulationseinheit stets eine Hand am Kopf. Das gibt der zu aktivierenden Person Sicherheit, dass Sie noch da sind und die Aktivierung noch nicht beendet ist.

Schritt 4
Jetzt legen Sie vorsichtig Ihre Handflächen auf den Kopf der zu aktivierenden Person. Ihre Daumen befinden sich am Haaransatz (Scheitel). Ihre Finger liegen in Richtung der Ohren. Ihre Finger sind geschlossen. Nun zeichnen Sie den Mittelscheitel nach. Vom Ansatz bis zum Hinterhaupt. Zuerst in einer geraden Linie, im Weiteren dann als Zickzack-Linie. Wiederholen Sie das zwei- bis dreimal.

Schritt 5
Lassen Sie Ihre Handfläche weiterhin auf dem Kopf der zu pflegenden Person liegen. Nun massieren Sie die knöcherne Erhebung und deren Umfeld hinter den Ohren. Hierzu verwenden Sie die Zeige-, Mittel- und Ringfinger. Massieren Sie diese Region etwa 20–30 Sekunden lang. Üben Sie dabei sanften Druck aus. Die kreisenden Bewegungen sollten langsam und nicht zu klein sein. Wandern Sie diese Erhebung ab. Von oben nach unten und wieder zurück.

Schritt 6
Nun leiten Sie das Ende der Kopfmassage ein. Dazu liegen beide Hände auf dem Kopf. Die Finger ruhen auf dem Haaransatz der Stirn. Nun streichen Sie zwei- bis dreimal gleichzeitig mit Ihren Händen über den Kopf bis in den Nacken. Beim letzten Ausstreifen wandern Ihre Hände über den Nackenbereich hin zum Schulterbereich. Beenden Sie die Kopfmassage mit einem leichten Druck auf den Schultern.

Nach Abschluss der Aktivierungsmaßnahme wird der hilfe- und pflegebedürftige Mensch wieder in eine angenehme Position gebracht. Die Haare werden gekämmt und abschließend der zu pflegenden Person im Spiegel gezeigt. Eine Nachsorge bzw. Nachbetreuung des hilfe- und pflegebedürftigen Menschen gilt als selbstverständlich. Entsprechend der Reaktionen wird situationsgerecht auf ihn eingegangen.

> **Wichtig** **Das Spiegelbild bei Demenzbetroffenen**
>
> Vorsicht bei gerontopsychiatrisch (demenziell) veränderten Personen: Je nach Demenzstufe, kann es passieren, dass sich die Person im Spiegel nicht wiedererkennt. Sollte die zu pflegende Person in einem fortgeschrittenem Stadium der Demenz sein, müssen Sie als Betreuungskraft dies unbedingt bedenken, um eventuelle Komplikationen wie z. B. herausfordernde Verhaltensweisen in Form von Angst, Panik, Weinen etc. zu vermeiden!

3.7 Kochen am Bett

Was kochen Sie heute? Auf was haben Sie den heute Lust? Wie wäre es mit ..., einem Strammen Max, Bratwürsten und Sauerkraut, einem Eieromelette, Eintopf oder einer Kartoffelsuppe? Allseits bekannte Gerichte mit einem erheblichen Erinnerungswert, die relativ einfach zuzubereiten sind. Allein der Gedanke an ein leckeres Essen lässt bei den meisten von uns das »Wasser im Munde zusammenlaufen«. Beim Kochen selbst verbreiten sich dann die unterschiedlichen Gerüche und wecken Erinnerungen.

Diese Mechanismen können wir uns durch das Kochen am Bett als Aktivierungsmaßnahme zunutze machen. Wir sorgen für Abwechslung, gestalten mit dem Kochen Erinnerungsarbeit und sorgen so für Gesprächsstoff. Nebenbei wird hoffentlich auch der Appetit angeregt und die betroffene Person animiert, sich bestmöglich zu beteiligen und zu bewegen.

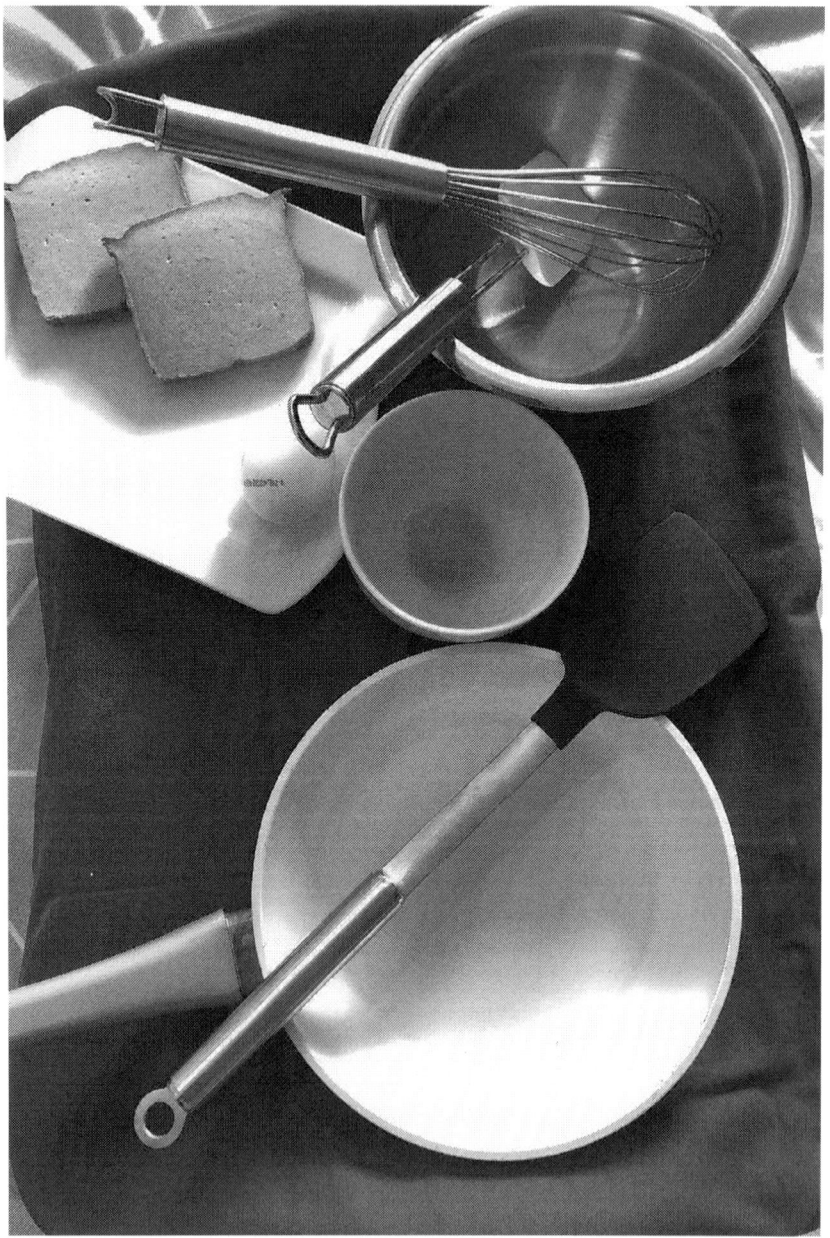

Abb. 2: Kochen am Bett – das ist gar nicht so schwer!

Gekocht werden kann alles, was die hilfe- und pflegebedürftige, bettlägerige Person gerne mag und gegebenenfalls auch kosten kann. Wenn möglich, sollten sich die Speisen weitestgehend an der Jahreszeit orientieren – das bietet zusätzlichen Gesprächsinhalt und einen Anknüpfungspunkt zur Biografiearbeit. Selbstverständlich ist der Wunsch bzw. das ausdrückliche Bedürfnis der hilfe- und pflegebedürftigen, bettlägerigen Person aber immer ausschlaggebend für die Auswahl der Speise.

> **Wichtig** **Kochen nicht (nur) um zu essen!**
>
> Die Maßnahme dient nicht dazu, die Ernährungssituation aufrecht zu erhalten oder zu verbessern. Die Maßnahme wird angewendet, um die hilfe- und pflegebedürftige, bettlägerige Person in Erinnerungen schwelgen zu lassen, sie zu aktivieren. Der Geruchssinn, das Sehen, Hören, der Tastsinn sollen angeregt werden. Im besten Fall wird auch der Geschmackssinn aktiviert, wenn es der Gesundheitszustand erlaubt und die hilfe- und pflegebedürftige, bettlägerige Person von der Speise oder den einzelnen Komponenten naschen mag.

Material
- Kleider- und Bettschutz
- Waschschüssel mit lauwarmen Seifenwasser, Lappen, Handtuch
- Kochplatte, mobiler Backofen, Verlängerungskabel
- Kochutensilien (alles, was zum Zubereiten der Mahlzeit benötigt wird)
- Zutaten (alle, die zum Zubereiten der Mahlzeit benötigt werden)
- Arbeits- und Abstellfläche
- Rezept

Zuerst überlegen wir, was alles zum Zubereiten der Mahlzeit benötig wird: Sind alle Zutaten vorhanden? Muss vorher eventuell eingekauft werden? Setzen Sie sich zum hilfe- und pflegebedürftigen, bettlägerigen Menschen und beziehen Sie ihn mit ein. Stellen Sie der Person die Mahlzeit vor, die Sie mit ihr kochen möchten. Tauschen Sie sich aus.

Durchführung

Wenn Ihnen alles, was Sie benötigen, vorliegt, können Sie mit all Ihren Utensilien zum Zimmer der pflegebedürftigen Person gehen. Richten Sie alle Materialien im näheren Umfeld der bettlägerigen Person an. Zeigen Sie dem hilfe- und pflegebedürftigen, bettlägerigen Menschen jeden Gegenstand, jede Zutat und benennen Sie diese. Vielleicht kann Ihnen die hilfe- und pflegebedürftige, bettlägerige Person auch die einzelnen Gegenstände und Zutaten benennen?

Bringen Sie das Pflegebett auf eine angemessene Höhe. Angemessen bedeutet in diesem Fall, dass Sie sich auf Augenhöhe mit der hilfe- und pflegebedürftigen, bettlägerigen Person befinden. Der hilfe- und pflegebedürftige, bettlägerige Mensch wird in Rücken- und Oberkörperhochlage (ca. 75–80°) positioniert. Hilfsmittel wie Hörgeräte oder eine Brille werden entsprechend angebracht. Der Bett- und der Kleiderschutz werden angelegt und der Nachttisch oder ein Betttablett entsprechend positioniert. Die Hände der zu aktivierenden Person werden in der Waschschüssel gewaschen.

> **Wichtig** **Kochen »in Zeitlupe«**
>
> Das Kochen am Bett verläuft als Aktivierungsmaßnahme quasi »in Zeitlupe«. Die hilfe- und pflegebedürftige, bettlägerige Person wird soweit wie möglich vollumfänglich mit einbezogen. Das braucht seine Zeit – bedenken Sie daher immer wieder: Hier geht es nicht primär um das Kochen, sondern um die Aktivierung der pflegebedürftigen Person. Und die benötigt dafür ihr eigenes Tempo!

Die zu pflegende Person darf aktiv oder passiv-aktiv mitwirken. Passiv-aktiv bedeutet in diesem Zusammenhang, dass Sie die hilfe- und pflegebedürftige, bettlägerige Person führen. Beispiel: Laut Rezept soll die Kartoffel im Salzwasser kochen. Das heißt, Wasser muss in den Topf und Salz wird zugegeben. Sie können nun gemeinsam mit der hilfe- und pflegebedürftigen, bettlägerigen Person Wasser in den Topf gießen und Salz hinzufügen, indem Sie den Topf auf den Nachttisch oder das Betttablett stellen, den Arm der hilfe- und pflegebedürftigen, bettlägerigen Person unterstützend nehmen und führen, sodass die hilfe- und pflegebedürftige, bettlägerige Person das Gefühl hat, sie macht diese Tätigkeit selbst. Genauer gesagt, Sie geben der hilfe- und pflegebedürftigen, bettlägerigen Person das Gefäß mit Wasser in die Hand, Sie nehmen die Hand (den Arm) und führen sie. Im eigentlichen Sinne übernehmen Sie die Tätigkeit aktiv-passiv, weil Sie das Gefäß nicht selbst in Händen halten, sondern die zu aktivierende Person. Die zu aktivierende Person ist passiv-aktiv, da sie zwar das Gefäß in der Hand hält, Sie jedoch die Bewegung des Gießens vorrangig übernehmen.

Befindet sich die zu pflegende Person, in der besonderen Bedarfslage, dass sie Ihre Hände nicht mehr nutzen kann, fühlen Sie sich aufgefordert, jeden einzelnen Schritt des Kochvorganges so zu gestalten, dass die zu aktivierende Person, alles mitverfolgen kann. Sprechen Sie am besten alles laut mit, was Sie gerade machen. Das hört sich im ersten Moment komisch an, fühlt sich vielleicht auch komisch an, macht aber unheimlich viel Spaß.

Auch ist es dienlich, die zu aktivierende Person, selbst wenn diese ihre Arme, Hände Finger nicht mehr bewegen kann, sämtliche Gegenstände fühlen zu lassen. Egal, was Sie gerade bearbeiteten, führen Sie den Gegenstand oder das Nahrungsmittel an die Hand der zu aktivierenden Person. Sie soll sehen und fühlen, was Sie gerade zubereiten. Idealerweise lassen Sie die zu pflegende Person an den Nahrungsmitteln auch riechen.

Zum Kochen bedarf es einer Herdplatte. Diese kommt jetzt ins Spiel. Stellen Sie die mobile Herdplatte im näheren Umfeld der zu pflegenden Person auf. Stellen Sie den Topf oder die Pfanne darauf und kochen, braten das, was Sie gemeinsam vorbereitet haben. Lassen Sie die zu aktivierende Person teilhaben an dem, was jetzt passiert. Aber Vorsicht beim Umgang mit Fett: Das spritzt gelegentlich aus der Pfanne heraus. Deshalb sollte zwischen der zu pflegenden Person und der Kochplatte immer ein Sicherheitsabstand eingehalten werden.

Kochen ist ein sehr weitläufiges Aktivierungsangebot. Es fördert die Kognition und ist eng mit biografischem Arbeiten verbunden. Es beinhaltet viele basal stimulierende Anteile (sehen, hören, riechen, schmecken, fühlen). Die

Fein- und Grobmotorik sowie Beweglichkeit und Emotionalität werden gefördert und gefordert. Um mit dieser stimulierenden Vielfalt nicht zu überfordern, sollte das Kochangebot in einem zeitlich angemessenen Rahmen stattfinden und nicht länger als 60 Minuten dauern.

Tipp
Bevor mit dem Kochen am Bett begonnen wird, sollte der Raum gelüftet werden. Lassen Sie ihn für zehn Minuten mit Frischluft durchfluten. Dabei – je nach Außentemperatur – den hilfe- und pflegebedürftigen Menschen zudecken und ggf. vor Kälte schützen. Bedenken Sie: Auch im Sommer kann eine bettlägerige Person Frischluft als kalt empfinden.

Es empfiehlt sich, auch nach dem Kochen am Bett den Raum entsprechend der bereits beschriebenen Empfehlungen zu lüften. Natürlich darf das selbst Gekochte von der hilfe- und pflegebedürftigen, bettlägerigen Person im Anschluss gekostet bzw. gegessen werden. Ist es der zu pflegenden Person nicht möglich, die gekochte Mahlzeit zu sich zu nehmen, wäre es dennoch sehr schön, wenn sie die gemeinsam gekochte Speise ansprechend auf einem Teller angerichtet ansehen kann. Außerdem sollte der Geruch der angefertigten Mahlzeit wahrgenommen werden und idealerweise werden die Lippen der zu aktivierenden Person mit der zubereiteten Mahlzeit benetzt. Vielleicht leckt die zu pflegende Person sich die Lippen und kann die Konsistenz des Essens fühlen, es schmecken, die Temperatur wahrnehmen.

Nach Abschluss der Aktivierungsmaßnahme wird der hilfe- und pflegebedürftige Mensch wieder in eine angenehme Position gebracht. Eine Nachsorge bzw. Nachbetreuung des hilfe- und pflegebedürftigen Menschen gilt als selbstverständlich. Entsprechend der Reaktionen wird situationsgerecht auf ihn eingegangen.

3.8 Backen am Bett

Kennen Sie das Kinderlied: »Backe, backe Kuchen, der Bäcker hat gerufen...«? Bestimmt. Woran denken Sie bei diesem Lied? An eine Kuchentheke beim Bäcker oder an den frisch gebackenen Marmorkuchen, der in der Küche steht und nur darauf wartet, gegessen zu werden? Sind es die Kekse, die Sie auf Vorrat gebacken haben und die Sie zwischendurch gerne mal naschen?

Mit diesen süßen Verführungen verbinden wir gerne Gerüche oder erinnern uns, wann und wie sie entstanden sind. Vielleicht denken Sie daran wie Sie an das eine oder andere Rezept gelangt sind. Oder es kommt Ihnen in den Sinn, dass Sie als Kind gerne mal die Teigschüssel ausgeschleckt haben.

Wie Sie es bestimmt schon ahnen, beim Backen am Bett geht es genau darum, Sinne zu aktivieren, Erinnerungen hervorzuholen und Einzutauchen in eine Welt, die so vielversprechend ist. Vielversprechend, weil das Ergebnis in der Regel nicht nur gut duftet, sondern auch, weil der Geruch durch die Räume wabert und sich Freude breit macht.

Material
- Kleider- und Bettschutz
- Waschschüssel mit lauwarmen Seifenwasser, Lappen, Handtuch
- Kochplatte, mobiler Backofen, Verlängerungskabel
- Backutensilien und Zutaten (alles, was zum Zubereiten von Kuchen, Plätzchen und Co. benötigt wird)
- Arbeits- und Abstellfläche

Jetzt gehen Sie in sich und überlegen, welche Zutaten und Materialien Sie zum Zubereiten Ihres Backwerks benötigen. Auch gilt es, darüber nachzudenken ob es ein Kuchen, Kekse oder eine Torte werden soll. Sind für Ihr Unterfangen alle Zutaten vorhanden? Ist im Vorfeld ein Einkauf erforderlich? Setzen Sie sich zum hilfe- und pflegebedürftigen, bettlägerigen Menschen und beziehen Sie ihn mit ein. Unterbreiten Sie der Person Ihre Vorhaben und fragen Sie die zu aktivierende Person, was sie gerne backen möchte.

Durchführung

Transportieren Sie alle Gegenstände und Nahrungsmittel von der Küche zur hilfe- und pflegebedürftigen, bettlägerigen Person. Richten Sie alle Materialien, welche Sie zum Backen benötigen, im näheren Umfeld der zu aktivierenden Person an. Zeigen Sie der zu pflegenden Person jeden Gegenstand, jede Zutat und benennen Sie diesen. Oder vielleicht kann Ihnen die hilfe- und pflegebedürftige, bettlägerige Person den Gegenstand oder die Zutat benennen.

Das Pflegebett wird auf eine angemessene Höhe gebracht. Angemessen bedeutet in diesem Fall, dass Sie sich auf Augenhöhe mit der hilfe- und pflegebedürftigen, bettlägerigen Person befinden. Der hilfe- und pflegebedürftige, bettlägerige Mensch wird in Rücken- und Oberkörperhochlage (ca. 75–80°) positioniert. Hilfsmittel wie Hörgeräte oder eine Brille werden entsprechend angebracht. Der Bett- und der Kleiderschutz werden angelegt. Der Nachttisch oder ein Betttablett werden entsprechend positioniert. Die Hände der zu aktivierenden Person werden in der Waschschüssel gewaschen.

Wie schon beim Kochen am Bett erläutert, ist auch das Backen am Bett eine Aktivierungsmaßnahme, welche vordergründig die Einbeziehung in den normalen Alltag beinhaltet. Aktivieren und motivieren Sie die hilfe- und pflegebedürftige, bettlägerige Person zu Eigenbewegungen. Ist dies nicht mehr möglich, unterstützen Sie sie. Geben Sie ihr alle Gegenstände und Materialien in die Hand. Lassen Sie die zu pflegende Person an allen Zutaten riechen. Wenn möglich, lassen Sie die zu aktivierende Person unterschiedliche Nahrungsmittel schmecken. Beobachten Sie die Reaktionen.

Sollte die hilfe- und pflegebedürftige, bettlägerige Person keine Eigenaktivität mehr haben, handhaben Sie es wie beim Kochen am Bett. Reden Sie, sprechen Sie jeden Schritt laut mit. Erzählen Sie der zu pflegenden Person, was Sie tun und warum. Egal ob Sie eine Antwort bekommen oder nicht. Reden Sie langsam, in gemäßigtem Ton und verständlich.

Vielleicht haben Sie einen Minibackofen. Dann können Sie das Backwerk in diesen schieben. Das Gerät stellen Sie im näheren Umfeld der hilfe- und pflegebedürftigen, bettlägerigen Person auf, achten jedoch auf Sicherheitsabstand, da das Gerät starke Wärme absondert. Wenn dies nicht möglich ist, informieren Sie die zu aktivierende Person, dass das Produzierte im Backofen in der Küche gebacken wird. Mithin informieren Sie die zu pflegende Person auch, dass Sie nach dem Backen das fertige Backwerk ans Bett bringen.

Wenn das Gebäck fertiggestellt ist, darf die hilfe- und pflegebedürftige, bettlägerige Person natürlich die gemeinsam hergestellte Leckerei kosten. Ist es der zu pflegenden Person nicht möglich, das Gebackene zu sich zu nehmen, sollten Sie es ihr ermöglichen, das Gebackene zu fühlen. Das bedeutet, es in die Hand zu geben. Ebenfalls sollte die Person daran riechen dürfen und das Backwerk betrachten, als Ganzes und als Einzelstück. Fahren Sie mit dem Gebäckstück an die Lippen. Lassen sie die zu aktivierende Person das Gebackene als Nahrungsmittel wahrnehmen. Wie fühlen sich eine Torte, ein Kuchen, ein Keks an den Lippen an. Dies dient dazu, den Aktivierungsprozess abzurunden und abzuschließen. Das Verspeisen und Genießen der Leckerei findet in einer anderen Aktivierungsmaßnahme statt.

> **Wichtig** — **Das Ende dieser Aktivierung**
>
> Diese Aktivierungsmaßnahme endet zum einen, wenn der Teig fertiggestellt ist und in den Backofen zum Backen kommt. An dieser Stelle angekommen, wird der hilfe- und pflegebedürftige Mensch wieder in eine angenehme Position gebracht. Eine Nachsorge bzw. Nachbetreuung des hilfe- und pflegebedürftigen Menschen gilt als selbstverständlich. Entsprechend der Reaktionen wird situationsgerecht auf ihn eingegangen.
>
> Bedenken Sie jedoch, dass die sich verbreitenden Gerüche ebenfalls aktivierend/stimulierend sein können. Das bedeutet, die Aktivierungsmaßnahme läuft im passiven Sinne weiter.
>
> Und andererseits ist es nach dem Backvorgang sehr wichtig, der bettlägerigen Person das fertige Backwerk zu zeigen. Schließlich war diese Person, in welcher Form auch immer – aktiv oder passiv – an der Herstellung beteiligt.

3.9 Kaffeeklatsch am Bett

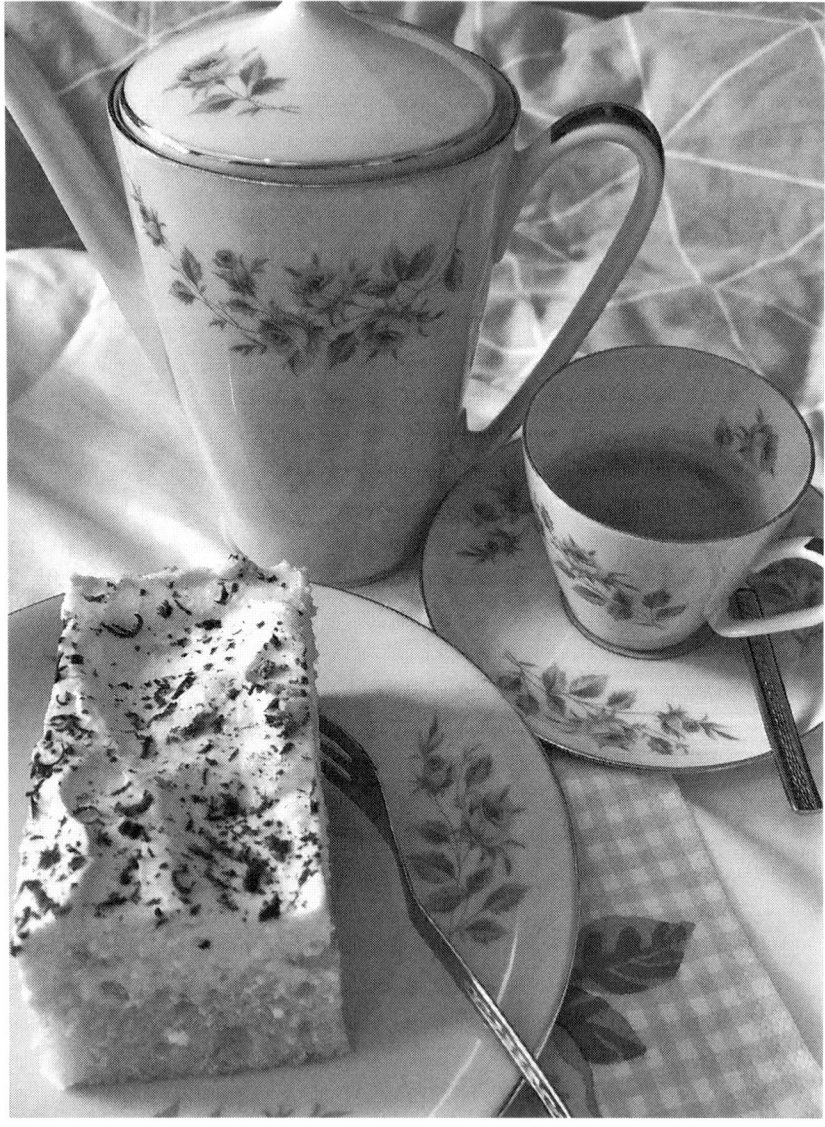

Abb. 3: Ein leckeres Stück Kuchen mit einer frisch gebrühten Tasse Kaffee in schönem Geschirr schafft Atmosphäre – auch im Bett.

So, nun bereiten wir der hilfe- und pflegebedürftigen Person mal einen schönen entspannten Nachmittag: Ein entspanntes Tässchen Kaffee begleitet von einem am besten selbst gebackenen Kuchen oder Gebäck – das mag doch eigentlich jeder. Vielleicht auch nur einen frisch gebrühten Kaffee, dessen Duft durch die Zimmer zieht. Das Ganze wird umrahmt von einem ordentlichen Plausch – die Neuigkeiten aus der Nachbarschaft sind für dieses Unterfangen bestimmt ausreichend. Wenn nicht, gibt es aus der Familie bestimmt etwas Interessantes zu erzählen. So wie früher.

Also, was wird dazu benötigt? Richtig. Kaffeegeschirr oder feines Porzellan. Nicht das normale Alltagsgeschirr. Hierfür benutzen wir diese schönen kleinen filigranen Tassen und Untertassen mit Goldrand, die nicht in die Spülmaschine sollten, damit die Malereien darauf nicht verschwinden. Und das edle Besteck, das immer nur am Sonntag, wenn Besuch kam, benutzt wurde.

> *Wichtig* **Wahren Sie die Form!**
>
> Was wir auf keinen Fall beim Kaffeeklatsch verwenden, sind die Plastikbecher mit Aufsatz – die sogenannten Schnabelbecher oder -tassen. Warum nicht? Es geht darum, den hilfe- und pflegebedürftigen, bettlägerigen Menschen für die kurze Zeit des Kaffeeklatsches in eine andere Zeit zu versetzen. Den Lebensbereich emotional zu erweitern. Es geht nicht darum, dem hilfe- und pflegebedürftigen, bettlägerigen Menschen Kaffee und Kuchen zu verabreichen. Dies ist eventuell ein sehr positiver Nebeneffekt. Es geht darum, sich Zeit zu nehmen. Die pflegerische Versorgung aus einer anderen Perspektive zu sehen.

Material
- Kaffeegeschirr – am besten mit biografischem Bezug
- Kaffeebesteck
- Kaffeemaschine oder Kaffeefilter aus Porzellan
- Kaffeepulver, Kaffeefilterpapier
- Kuchen, Torte oder Gebäck

- Servietten
- Kleine, weiße Tischdecke, vielleicht mit Spitzen (z. B. 80 x 80 cm)
- Kleiderschutz
- Ausziehtisch vom Nachttisch oder Betttablett
- Stuhl/Stühle ggf. Beistelltisch
- Milch oder Kaffeesahne, Zucker oder anderes Süßungsmittel

Durchführung

Das Pflegebett wird auf eine angemessene Höhe gebracht. Angemessen bedeutet in diesem Fall, dass Sie sich auf Augenhöhe mit der hilfe- und pflegebedürftigen, bettlägerigen Person befinden. Der hilfe- und pflegebedürftige, bettlägerige Mensch wird in Rücken- und Oberkörperhochlage (ca. 75–80°) positioniert. Hilfsmittel wie Hörgeräte oder eine Brille werden entsprechend angebracht. Der Bett- und der Kleiderschutz werden angelegt. Der Nachttisch oder ein Betttablett werden entsprechend positioniert.

Die Vorbereitungen für eine angenehme Kaffeerunde sind das A und O: Zu einem gepflegten Kaffeeklatsch gehört ein schön gedeckter Tisch mit weißer Tischdecke und Servietten. Decken Sie unter Einbeziehung der zu pflegenden Person die Kaffeetafel. Platzieren Sie das Kaffeeservice, also die Teller und Tassen mit Untertasse, Kuchengabeln und Kaffeelöffel entsprechend der familieninternen Gepflogenheiten. Befüllen Sie die Zuckerdose und das Milchkännchen und stellen Sie sie dazu. Eine zur Situation oder Jahreszeit passende Serviette kann gemeinsam ausgewählt und gefaltet werden. Es gibt viele Falttechniken, die ganz einfach zu handhaben sind und sehr schön aussehen. Eine kleine Vase mit Blumen ergänzt die Kaffeetafel genauso wie Kuchen oder Kekse. Zum Kuchen gehört natürlich ein Kuchenheber und zu Keksen eine Gebäckzange ... und nicht zu vergessen, der frische Kaffee!

Hier gibt es mehrere Möglichkeiten. Sie können den Kaffee bereits in der Küche vorbereiten. Egal, ob vom Kaffeevollautomat, der Filtermaschine oder selbst aufgebrüht. Der Kaffee sollte jedoch in der zum Kaffeegeschirr zugehörigen Kaffeekanne kredenzt werden.

Sie können natürlich auch den Kaffee unmittelbar vor der hilfe- und pflegebedürftigen, bettlägerigen Person aufbrühen. Sei es mit der Filtermaschine oder per Hand. Zugegeben, selbst aufgebrüht braucht Zeit und Geduld. Jedoch, genau in der Zeit des Wartens, können Sie sich bereits ins Gespräch mit der zu aktivierenden Person begeben. Vielleicht erzählt Ihnen die pflegebedürftige Person Anekdoten aus ihrem Leben. Vielleicht hören Sie diese Geschichtchen auch schon zum wiederholten Mal. Das macht nichts. Das ist gut so – denn das Aktivierende steht im Vordergrund, nicht der Informationsgehalt der Geschichte! Es kann auch sein, dass Sie selbst eine schöne Geschichte beizutragen haben. Allein Kaffee bietet eine schier nicht enden wollende Themenbreite. An dieser Stelle ist ihrer Fantasie keine Grenze gesetzt. Kaffee aufzubrühen ist nicht nur Papierkaffeefilter in den Porzellankaffeefilter legen, mit Kaffeepulver befüllen und Wasser eingießen und warten, bis unten Kaffee rauskommt. Kaffeeaufbrühen ist das Zelebrieren der Herstellung von aromatisiertem, stimulierendem und entsprechend der Intensität gefärbten Wasser. Es ist ein etwas anderer Einstieg in den eigentlichen Kaffeeklatsch.

Übrigens: Wenn Sie den Kaffee gemeinsam mit der zu aktivierenden Person aufbrühen, setzt dies sehr viele Reize. Kaffeepulver verbreitet einen intensiven, für viele Menschen angenehmen Duft. Die Struktur des Kaffeefilters ist ebenfalls besonders. Lassen Sie die zu pflegende Person am Kaffee riechen. Lassen Sie sie den Kaffee auch mal fühlen. Nehmen Sie den Kaffeefiltern und geben Sie ihn in die Hand der hilfe- und pflegebedürftigen, bettlägerigen Person. Achten Sie auf die Reaktionen, die gezeigt werden. Ein Nicht-Reagieren ist auch als Reaktion zu werten.

Der Kaffee wurde vorbereitet und steht nun wohlig duftend an der kleinen feinen Kaffeetafel. Der Kuchen bzw. das Gebäck liegt bei jeder teilnehmenden Person auf dem Teller. Der Kaffee wird in die Kaffeetrasse gegossen und je nach Wunsch mit Milch und Zucker ergänzt, behutsam umgerührt. Der zu Pflegende darf natürlich den für ihn vorbereiteten Kaffee kosten und für gut oder auch nicht gut befinden. Dies alles verläuft natürlich nicht schweigend: Sie sind gefordert – sprechen Sie, erzählen Sie. Lassen Sie die hilfe- und pflegebedürftige, bettlägerige Person an den Alltäglichkeiten des Lebens teilhaben. Erzählen Sie vom Kind (Enkelkind), vom Hund, von der Katze, vom Wetter, vom Klatsch und Tratsch aus der Umgebung.

Es mag sein, dass sich das Gespräch als Monolog entwickelt. Jedoch nach den Axiomen von Watzlawik »*kann man nicht nicht kommunizieren*«[9]. Das bedeutet, die zu aktivierende Person kommuniziert mit Ihnen. Vielleicht tut sie es auf nonverbale Art, mit der Mimik, Gestik, Körpersprache. Achten Sie darauf. Sie kennen Ihre zu pflegende Person. Sie wissen, was sie Ihnen mitteilt. Reagieren Sie entsprechend darauf.

Wenn Sie vom Kaffee trinken, bieten Sie der zu pflegenden Person an, von ihrer Tasse zu nippen. Unterstützen Sie die zu aktivierende Person entsprechend ihres Hilfebedarfs. Wenn die hilfe- und pflegebedürftige Person nicht in der Lage ist, zu essen oder zu trinken, benetzen Sie ganz vorsichtig die Lippen. Es geht, wie bereits erwähnt, um das Gespräch. Um den Inhalt der ausgetauscht wird. Nicht vorrangig um das Aufnehmen von Nahrung und Flüssigkeit.

Beziehen Sie die hilfe- und pflegebedürftige, bettlägerige Person in alles ein. Geben Sie Ihr das Gefühl »*mittendrin, statt nur dabei zu sein*«[10]. Die Maßnahme sollte insgesamt einen zeitlichen Umfang von etwa 60 Minuten haben.

Nach Abschluss der Aktivierungsmaßnahme wird der hilfe- und pflegebedürftige Mensch wieder in eine angenehme Position gebracht. Eine Nachsorge bzw. Nachbetreuung des hilfe- und pflegebedürftigen Menschen gilt als selbstverständlich. Entsprechend der Reaktionen wird situationsgerecht auf ihn eingegangen.

3.10 Teatime

Tee. Für viele die Antwort für Ruhe und Entspannung. Tee wird von vielen auch mit Heilung in Verbindung gebracht. Wir widmen uns erst mal der Entspannung. Teatime heißt, sich Zeit für Tee zu nehmen. Das Teetrinken sollte mit der hilfe- und pflegebedürftigen Person zelebriert werden. Denken

---

[9] Watzlawick P, Beavin JH, Jackson DD (2007): Menschliche Kommunikation. Formen, Störungen, Paradoxien, Huber Verlag, Bern: 53–70.
[10] Werbeslogan von 1995, DSF, Agentur: Grey

Sie nur kurz einmal daran, was es in Ihnen selbst auslöst, wenn das Wasser kocht, Wärme ausstrahlt und der Tee (im Teeei oder Teebeutel) schon bei der Vorbereitung duftet – nach Kräutern, Früchten, grünem oder schwarzem Tee. Sie freuen sich schon beim Aufgießen auf den Geschmack, der Sie erwartet.

Und? Haben Sie nun Lust auf Tee? Bitte gerne – nutzen Sie die Gelegenheit, sich der hilfe- und pflegebedürftigen, bettlägerigen Person zu widmen und gemeinsam mit ihr die Teatime zu zelebrieren.

Material
- Tee (ja nach Wunsch, Bedürfnis und/oder Bedarf) im Beutel oder als lose Blätter
- Teeei/-filter oder Teebeutel
- Teetasse/Teeservice/Teekanne
- Wasserkocher/Wasser
- Mich und/oder Süßungsmittel
- Teegebäck
- kleine, weiße Tischdecke, vielleicht mit Spitzen (z. B. 80 x 80 cm)
- Kleiderschutz
- Ausziehtisch von Nachttisch oder Betttablett
- Stuhl/Stühle ggf. Beistelltisch

> **Wichtig** **Auch hier: Wahren Sie die Form!**
>
> Was Sie auch auf keinen Fall beim Teetrinken verwenden sollten, sind die Plastikbecher mit Aufsatz – die sogenannten Schnabelbecher oder -tassen. Warum nicht? Es geht darum, den hilfe- und pflegebedürftigen, bettlägerigen Menschen für die kurze Zeit des Teetrinkens in eine andere Zeit zu versetzen. Den Lebensbereich emotional zu erweitern. Es geht nicht darum, dem hilfe- und pflegebedürftigen, bettlägerigen Menschen Flüssigkeit zu verabreichen. Dies ist eventuell ein sehr positiver Nebeneffekt. Es geht darum, sich Zeit zu nehmen. Die pflegerische Versorgung auf einer anderen Ebene zu sehen.

Teetrinken hat viele Facetten. Sie können einfach nur Tee kochen und gemeinsam mit der zu pflegenden Person zu sich nehmen. Oder Sie zelebrieren die Teatime und wählen ganz gezielt die passende Teesorte zur entsprechenden Situation aus: Kräutertee, schwarzer Tee, grüner Tee, weißer Tee etc. Sie haben die Wahl, wobei Sie sich natürlich am Geschmack und der Vorliebe der bettlägerigen Person orientieren sollten.

Tab. 2: Teesorten und ihre Wirkung* **

Teesorte	Wirkung
Kamille	entzündungshemmend, krampfstillend, desinfizierend, beruhigend, hilft bei Blähungen
Pfefferminz	beruhigend, schmerzstillend, krampflösend (vorwiegend Magen-Darm-Trakt), vermindert Übelkeit und Brechreiz, appetitfördernd
Salbei	lindert Halsschmerzen, minimiert übermäßiges Schwitzen
Fenchel	krampflösend bei Blähungen, entzündungshemmend, schleimlösend, hilft bei Schlafstörungen und Bauchschmerzen
Melisse	krampflösend, beruhigend, antibakteriell, kann bei Angstzuständen, Appetitlosigkeit und Blähungen unterstützend wirken
Lindenblütentee	fiebersenkend, schweißtreibend, entgiftend
Hagebutte	reich an Vitamin C, stärkt das Immunsystem, vorbeugend und unterstützend bei Erkältungen, fiebersenkend, leicht abführend, harntreibend
Schafgarbentee	regt Galle, Leber, Magen und Bauchspeicheldrüse an, fördert die Verdauung, hilft bei Bauchschmerzen und Blähungen
Frauenmantel	entkrampfend, unterstützend in den Wechseljahren
Holunderblüte	fiebersenkend, schleimlösend, entzündungshemmend
Hibiskus (Malvengewächs)	blutdrucksenkend, cholesterinsenkend, antibakteriell, schleimlösend
grüner Tee	entgiftend, leistungs- und ausdauersteigernd, entzündungshemmend, verdauungsfördernd, immunstärkend etc.***
schwarzer Tee	unterstützend bei Stress (weniger als 7 Minuten Ziehzeit), unterstützend bei Durchfallerkrankung (länger als 7 Minuten Ziehzeit)

Teesorte	Wirkung
weißer Tee	stärkt das Immunsystem****
Ingwertee	durchblutungsfördernd, leicht euphorisierend (deshalb nicht zu oft trinken!)
Lapacho-Tee	schmerzstillend, entzündungshemmend, antibakteriell
Mate-Tee	Muskel, Nerven, Stoffwechsel, Verdauung anregend, harntreibend, aktivierend und kreislaufanregend

* https://rp-online.de/leben/gesundheit/ernaehrung/das-abc-der-gesunden-teesorten_iid-8799755, entnommen am 18.08.2019
** https://www.wunderweib.de/kraeutertees-und-ihre-wirkung-welcher-tee-hilft-wogegen-101439.html, entnommen am 18.08.2019
*** https://www.gruenertee.com/wirkung/, abgerufen am 23.08.2019
**** https://tee-kaffee-shop.com/weisser-tee-wirkung/, abgerufen am 23.08.2019

Durchführung
Die zu versorgende hilfe- und pflegebedürftige, bettlägerige Person mag Tee. Deshalb haben Sie sich dazu entschieden, das Teetrinken in voller Gänze, von Anfang bis Ende, zu zelebrieren. Hierfür sollten Sie erst einmal alle benötigten Materialien und Zutaten vorbereiten und im näheren, gut sichtbaren Umfeld der hilfe- und pflegebedürftigen Person platzieren. Nun ist die Überlegung zu treffen, ob Sie zuerst den Tisch decken oder den Tee zubereiten. Fragen Sie am besten die zu versorgende Person. Binden Sie die zu aktivierende Person in die Entscheidungen mit ein. Schließlich ist es ja ihre Teeparty.

Gehen wir davon aus, dass die hilfe- und pflegebedürftige, bettlägerige Person sich dazu entschieden hat, erst den Tee zuzubereiten. Als erstes bringen Sie das Pflegebett in eine angemessene Höhe. Teetrinken findet in der Regel im Sitzen statt. Aufgrund dessen ist die von Ihnen vorgenommene Sitzhöhe der Ansatzpunkt. Angemessen bedeutet in diesem Fall, dass Sie sich auf Augenhöhe mit der hilfe- und pflegebedürftigen, bettlägerigen Person unterhalten können. Der hilfe- und pflegebedürftige, bettlägerige Mensch wird in Rücken- und Oberkörperhochlage (ca. 75–80°) positioniert. Hilfsmittel wie Hörgeräte oder Brille werden entsprechend angebracht, die Haare gekämmt. Schließlich möchte man ja adrett aussehen zur Teatime. Ein Kleiderschutz kann gegebenenfalls angelegt werden. Der Nachttisch oder ein Betttablett wird entsprechend angebracht.

Präsentieren Sie der zu aktivierenden Person nun die einzelnen Komponenten. Zeigen Sie ihr den Wasserkocher. Gießen Sie vor ihren Augen das Wasser in den Wasserkocher. Schalten Sie ihn ein. Das Wasser sollte etwas abseits der zu pflegenden Person aufkochen, da sich das Gerät mit dem Wasser erhitzt und somit die Gefahr des Verbrühens besteht. Stellen Sie den Wasserkocher also besser auf einen Tisch etwas abseits vom Pflegebett.

Während des Wasseraufkochens können Sie gemeinsam mit der hilfe- und pflegebedürftigen, bettlägerigen Person eine Teesorte auswählen. Präsentieren Sie der zu pflegenden Person maximal zwei bis drei Sorten, um eine Überforderung zu vermeiden. Das bedeutet, Sie haben bereits eine Vorauswahl getroffen. Als Orientierungshilfe können Sie die vorab angeführte Tabelle nutzen. Nutzen Sie für das Zeigen der Teesorten den Nachttisch bzw. das Betttablett. Ist die endgültige Entscheidung getroffen, wird der Tee im Beutel oder als lose Blättermischung entsprechend vorbereitet.

Nun stellen Sie die Teekanne auf den Nachttisch bzw. das Betttablett und hängen das Teeei oder den (die) Teebeutel in die Teekanne. Gießen Sie das Wasser auf und lassen den Tee ziehen. In dieser Zeit können Sie gemeinsam mit der zu aktivierenden Person den Tisch decken. Die kleine weiße Tischdecke, die Teetassen, das Teegebäck – alles wird ansprechend arrangiert. Stellen Sie abschließend die Teekanne hinzu. Nehmen Sie den Deckel der Teekanne ab und lassen Sie die zu versorgende Person, die sich intensivierenden und ausströmenden Düfte bewusst wahrnehmen.

Die Ziehzeit ist beendet. Das Teeei bzw. die Teebeutel werden entfernt. Es wäre sinnig, dies, wenn möglich, gemeinsam mit der zu pflegenden Person zu machen. Vielleicht kann die zu versorgende Person diese Handlung selbst ausführen. Wenn nicht, nehmen Sie den Arm der hilfe- und pflegebedürftigen, bettlägerigen Person unterstützend und führen ihn so, dass der Betroffene das Gefühl hat, diese Tätigkeit selbst zu machen.

Jetzt kommt der gemütliche Teil. Gießen Sie den Tee in die Teetasse. Bereiten Sie den Tee entsprechend der Wünsche und Gewohnheiten der zu versorgenden Person zu. Lassen Sie der zu aktivierenden Person die Wärme der Tasse spüren. Lassen Sie sie die ausströmenden Aromen wahrnehmen. Idealerweise lassen Sie die zu pflegende Person am Tee nippen. Aber Vorsicht: Beachten Sie die Verbrennungsgefahr! Der Tee sollte vor dem Verabreichen etwas abkühlen. Diesen Zeitraum können Sie für ein Gespräch nutzen.

Es mag sein, dass sich das Gespräch als Monolog entwickelt. Jedoch nach den Axiomen von Watzlawik »*kann man nicht nicht kommunizieren*«[11]. Das bedeutet, die zu aktivierende Person kommuniziert mit Ihnen. Vielleicht tut sie es auf nonverbale Art, mit der Mimik, Gestik, Körpersprache. Achten Sie darauf. Sie kennen Ihre zu pflegende Person. Sie wissen, was sie Ihnen mitteilt. Reagieren Sie entsprechend darauf.

Genießen Sie die Zeit des Teetrinkens gemeinsam mit der hilfe- und pflegebedürftigen, bettlägerigen Person. Planen Sie sich hierfür einen zeitlichen Umfang von etwa 60 Minuten ein. Der zu versorgenden Person wird das Ende der Maßnahme nach Ablauf der Zeit mitgeteilt. Es dient der Orientierung und zeigt Wertschätzung und Achtsamkeit gegenüber der zu aktivierenden Person. Die Aktivierungsmaßnahme wird mit dem Wegräumen aller benötigten Materialien beendet.

Nach Abschluss der Aktivierungsmaßnahme wird der hilfe- und pflegebedürftige Mensch wieder in eine angenehme Position gebracht. Eine Nachsorge bzw. Nachbetreuung des hilfe- und pflegebedürftigen Menschen gilt als selbstverständlich. Entsprechend der Reaktionen wird situationsgerecht auf ihn eingegangen.

---

[11] Watzlawick P, Beavin JH, Jackson DD (2007): Menschliche Kommunikation. Formen, Störungen, Paradoxien, Huber Verlag, Bern: 53–70.

3.11 Malen im Bett

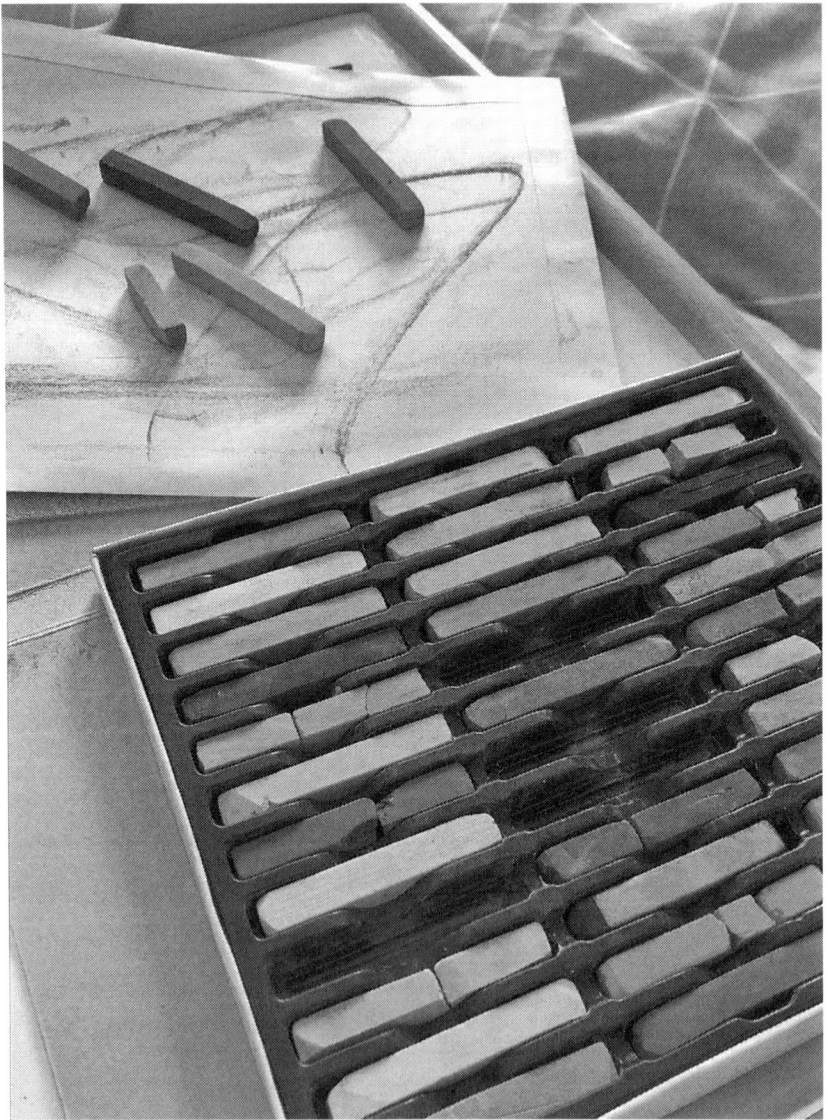

Abb. 4: Pastellkreiden eignen sich besonders gut zum Malen: Es gibt sie in vielen intensiven Farben.

Malen weckt einerseits die Kreativität einer Person und kann zum anderen auch sehr entspannend wirken. Zugleich ist Malen ja auch ein Handwerksberuf und erfordert Konzentration und Genauigkeit.

Zur Aktivierung Bettlägeriger befassen wir uns mit dem Malen aus dem Blickwinkel der Entspannung und Kreativität. Dabei ist es völlig irrelevant, welches Kunstwerk am Ende entsteht! Es geht lediglich darum, dem Pflegebedürftigen die Gelegenheit zu geben, kreativ zu sein, eigene Gedanken auf Papier zu bringen und sie der Umgebung mitzuteilen. Manchmal entstehen lustige, manchmal nachdenkliche Bilder.

Wenn Sie der hilfe- und pflegebedürftigen, bettlägerigen Person die Aktivierungsmaßnahme »Malen« anbieten, ist das mitunter darin begründet, dass Sie aus der Biografie der bettlägerigen Person wissen, dass sie gerne kreativ und künstlerisch tätig war. Bevor Sie jedoch Ihren Materialfundus ans Bett bringen oder diesen womöglich erweitern, widmen Sie sich folgenden Fragen:
* Welche Art des Malens ist für die zu aktivierende Person am sinnvollsten?
* Wie ist der Allgemein- und Gesundheitszustand der Person?
* Wie ist es um die Beweglichkeit der Arme, Hände und/oder Finger bestellt?

Selbst wenn die zu pflegende und aktivierende Person in ihrer Beweglichkeit eingeschränkt ist, sollte die Aktivierungsmaßnahme Malen ermöglicht werden.

Tipp
Malvorlagen sollten nur angewendet werden, wenn die hilfe- und pflegebedürftige, bettlägerige Person ein geringes Maß an Unterstützung benötigt oder sie dies ausdrücklich wünscht.

3.11.1 Malen mit den Fingern

Material
- bunte Auswahl an Fingerfarben (hautfreundlich)
- Papier (am besten dickes Papier, mindestens 120 g) oder Leinwand im Rahmen
- Schüssel mit Wasser (zum Händewaschen)
- Handtuch, Waschlappen
- Bettschutz, Kleiderschutz (z. B. ein altes Hemd)
- Ausziehtisch vom Nachttisch oder Betttablett
- abwaschbare Tischdecke
- Stuhl/Stühle, ggf. Beistelltisch

Durchführung
Wenn Sie in Besitz eines selbstgemalten Bildes sind, können Sie das als Einstieg in die Aktivierungsmaßnahme benutzen, damit die pflegebedürftige Person weiß, was auf Sie zukommt.

Bringen Sie die hilfe- und pflegebedürftige, bettlägerige Person in eine sitzende Position, indem Sie das Kopfteil des Bettes hochfahren. Für diese Aktivierung ist es erforderlich, dass die zu pflegende Person eine möglichst aufrechte Sitzposition einnimmt. Hilfsmittel wie Hörgeräte oder Brille werden entsprechend angebracht.

Ziehen Sie der Person einen Kleiderschutz an und decken das Bett großflächig ab. Sie können hierfür Einweg- sowie Mehrwegprodukte wählen. Dies liegt in Ihrem Ermessen. Im Anschluss daran nehmen Sie den Nachtschrank oder den Betttisch und positionieren ihn in Sicht- und Reichweite der zu aktivierenden Person. Diese »Arbeitsfläche« wird z. B. mit einer kleinen, abwaschbaren Tischdecke abgedeckt.

Nun ist es soweit, die Fingerfarben kommen ins Spiel: Öffnen Sie nacheinander die Fingerfarben. Zeigen Sie der hilfe- und pflegebedürftigen Person jede einzelne Farbe. Benennen Sie sie oder lassen Sie die Farbe von der zu aktivierenden Person benennen. Jede Farbe bekommt einen Platz auf der Arbeitsfläche, wo sie während der Aktivierungsmaßnahme steht. Dies dient als Orientierungshilfe, falls der Name der Farbe entfällt oder die hilfe- und pflegebedürftige, bettlägerige Person mit Ihnen nonverbal kommuniziert, also in Form von Gestik und Mimik. Konkret bedeutet dies, die zu pflegende Person deutet Ihnen per Blick oder Fingerzeig an, welche Farbe sie als nächstes benutzen möchte.

Alle Vorbereitungen sind abgeschlossen, die Farben stehen am gewählten Platz. Jetzt kommt der Maluntergrund zu Tragen. Sie bieten der hilfe- und pflegebedürftigen, bettlägerigen Person am besten eine Leinwand im Rahmen als Maluntergrund an. Diese ist zum einen stabil und robust und zum anderen kann das Malen auf Leinwand als Zeichen der Wertschätzung und Anerkennung gewertet werden, da gerahmte Leinwände in der Regel einen Platz an der Wand finden. Was im Umkehrschluss nicht bedeutet, dass Kunstwerke auf Papier nicht auch den Weg in einen Bilderrahmen finden und aufgehängt werden.

Nun benötigt die hilfe- und pflegebedürftige, bettlägerige Person Hilfe und Unterstützung von Ihnen, aufgrund dessen verläuft die Aktivierungsmaßnahme »entschleunigt« – also im Tempo verlangsamt. Die zu aktivierende Person wird im Rahmen der vorhandenen Fähigkeiten mit einbezogen und motiviert, aktiv mitzuwirken. Alternativ wird sie von Ihnen dahingehend unterstützt, dass sie passiv-aktiv einbezogen ist.

Info
Passiv bedeutet, dass die zu aktivierende Person keine Eigenaktivität mehr aufbringen kann. Dies kann verschiedene Gründe haben. In der Regel ist es jedoch mit der Erkrankung der Person verbunden.
Aktiv bedeutet, die zu aktivierende Person führt nach einer Impulsgabe die Malerarbeiten selbstständig durch, hat im Idealfall jede Menge Spaß dabei; lässt ihrer Kreativität freien Lauf. Sie kann unter Aufsicht und Anleitung selbstständig ihre eigene Farbkreation zu Papier bringen. Unabhängig davon, ob die Farben vermischt werden

oder ob feinsäuberlich getrennt. Egal, ob die Hände und das Gesicht mit Farbe beschmiert oder ob nach jeder Farbe die Finger gereinigt werden.

Passiv-aktiv bedeutet, die aktivierende Person wird weitgehend von Ihnen unterstützt. Sie nehmen den Arm / die Hand / die Finger und legen Ihren Arm / Ihre Hand / Ihre Finger unter die der zu aktivierenden Person und führen sie so, dass die zu pflegende Person das Gefühl hat, sie führt die Tätigkeit selbst durch. Im Detail nehmen Sie beispielsweise den Zeigefinger der zu aktivierenden Person. Legen Ihre Hand unter die Hand der hilfe- und pflegebedürftigen, bettlägerigen Person und nehmen den Zeigefinger leicht zwischen Ihren Zeige- und Mittelfinger. Führen Sie die Hand der zu pflegenden Person vorsichtig in Richtung Farbschale und tauchen ihren Zeigefinger in die Farbe. Langsam. Vorsichtig. Lassen Sie die hilfe- und pflegebedürftige, bettlägerige Person die Konsistenz der Farbe, die Temperatur, dieses Gefühl etwas am Finger zu spüren, wahrnehmen und verarbeiten. Vielleicht nimmt die zu aktivierende Person aus einem Impuls heraus nun auch den Daumen hinzu und beginnt mit der Farbe am Finger zu spielen. Super! Perfekt! Lassen Sie es zu.

Malen mit den Fingern ist nicht nur Farbe auf das Papier bringen, sondern insbesondere auch die Farbe fühlen. Seine eigenen Finger einmal anders spüren...

Die zu pflegende Person ist nun bereit für den nächsten Schritt. Woran Sie das erkennen? Die hilfe- und pflegebedürftige, bettlägerige Person wird es Ihnen verbal oder nonverbal mitteilen. Der nächste Schritt kann sein, dass der mit Farbe benetzte Finger mit Ihrer Unterstützung in Richtung Papier wandert und dort malt. Vielleicht ist die Aktivierungsmaßnahme aber auch schon beendet und wird bei einem nächsten Termin fortgesetzt.

Die zu aktivierende Person soll sich an den unterschiedlichen Materialien und Farben sowie an ihrem Kunstwerk am Ende der Aktivierungsmaßnahme erfreuen.

Für Sie als Betreuungs- und/oder Pflegeperson bedeutet diese Form der Aktivierung, dass Sie sozusagen als passiver Teilnehmer in dieser Aktivierungsmaßnahme dabei sind und lediglich kleine Handreichungen übernehmen.

3.11.2 Malen mit Schwämmen

Material
- Schwämme in verschiedenen Größen, Farben, Formen
- bunte Auswahl an Farben (Acrylfarben, Ölfarben, Wasserfarben – je nach Belieben)
- kleine Schälchen für die einzelnen Farben und ggf. zum Mischen
- Papier (vorzugsweise dickes Papier mit mindestens 120g) oder Leinwand im Rahmen
- Schüssel mit Wasser (zum Händewaschen)
- Handtuch, Waschlappen
- Bettschutz, Kleiderschutz (z. B. ein altes Hemd)
- Ausziehtisch vom Nachttisch oder Betttablett
- abwaschbare Tischdecke
- Stuhl/Stühle, ggf. Beistelltisch

Durchführung
Bringen Sie nun die hilfe- und pflegebedürftige, bettlägerige Person in eine sitzende Position, indem Sie das Kopfteil des Bettes hochfahren. Für diese Aktivierung ist es erforderlich, dass die zu pflegende Person eine möglichst aufrechte Sitzposition einnimmt. Hilfsmittel wie Hörgeräte oder Brille werden entsprechend angebracht.

Ziehen Sie der Person einen Kleiderschutz an und decken das Bett großflächig ab. Sie können hierfür Einweg- sowie Mehrwegprodukte wählen. Dies liegt in Ihrem Ermessen. Im Anschluss daran nehmen Sie den Nachtschrank oder den Betttisch und positionieren ihn in Sicht- und Reichweite der zu aktivierenden Person. Die »Arbeitsfläche« wird z. B. mit einer kleinen, abwaschbaren Tischdecke abgedeckt.

Legen Sie nun alle benötigten Materialien auf die vorbereitete Arbeitsfläche. Zeigen Sie alle Gegenstände und Farben und benennen sie oder lassen Sie sie von der zu aktivierenden Person benennen. Jede Farbe und jeder Schwamm bekommt einen Platz, an dem sie während der Aktivierungsmaßnahme liegen. Dies dient als Orientierungs- und Kommunikationshilfe für Sie und die zu aktivierende Person.

Alle Vorbereitungen sind abgeschlossen, die Farben stehen am gewählten Platz. Jetzt wählen Sie gemeinsam mit der zu pflegenden Person den Maluntergrund aus. Dies kann eine Leinwand im Rahmen oder einfach Papier sein.

Nun benötigt die hilfe- und pflegebedürftige, bettlägerige Person Hilfe und Unterstützung von Ihnen, aufgrund dessen verläuft die Aktivierungsmaßnahme »entschleunigt« – also im Tempo verlangsamt. Die zu aktivierende Person wird im Rahmen der vorhandenen Fähigkeiten mit einbezogen und motiviert, aktiv mitzuwirken.

Wählen Sie gemeinsam mit der hilfe- und pflegebedürftigen einen Schwamm aus. Lassen Sie diesen die zu aktivierende Person fühlen, ansehen, wahrnehmen. Dann wählen Sie gemeinsam eine Farbe aus. Davon geben Sie die gewünschte Menge in eine kleine Schüssel. Anschließend wird der Schwamm in die Schüssel mit Farbe vorsichtig eingetaucht, um Farbe aufzunehmen. Mit dem farbgetränkten Schwamm wird nun die gewählte Malunterlage nach Belieben betupft oder bestrichen. Der Kreativität und dem künstlerischen Ausdruck sind keine Grenzen gesetzt. »Taktgeber« ist stets die zu pflegende Person. Die Pflege- bzw. Betreuungsperson ist lediglich der Unterstützer.

Info

Das Malen mit Schwamm kann für die hilfe- und pflegebedürftige Person sehr anstrengend sein. Deshalb sind die Beobachtung und Wahrnehmung der physischen sowie psychischen Verfassung des Pflegebedürftigen enorm wichtig, um eine Über- bzw. Unterforderung zu vermeiden. Daher sollte die Aktivierungsmaßnahme einen Zeitraum von 45–60 Minuten auch nicht überschreiten.

Nach Ablauf der Zeit oder dann, wenn es die betroffene Person signalisiert, ist die Malaktivierung beendet. Beendet bedeutet, dass alle benutzten Gegenstände und Materialien aus dem Raum entfernt werden. Das Fenster wird geöffnet und der Raum für zehn Minuten gelüftet. Dabei ist die hilfe- und pflegebedürftige, bettlägerige Person je nach Außentemperatur zuzudecken und ggf. vor Kälte zu schützen.

Nach Abschluss der Aktivierungsmaßnahme, wird der hilfe- und pflegebedürftige Mensch wieder in eine angenehme Position gebracht. Eine Nachsorge bzw. Nachbetreuung des hilfe- und pflegebedürftigen Menschen gilt als selbstverständlich. Entsprechend der Reaktionen wird situationsgerecht auf ihn eingegangen.

Info

Beim Malen mit Pinseln, Buntstiften, Wachsmalkreiden, Ölkreide usw. können Sie sich an der Beschreibung »Malen mit Schwämmen« orientieren.

Tipp
Wenn sich das Malen, egal in welcher Form, in der Biografie der zu pflegenden Person als Fixpunkt ihres Lebens herauskristallisiert und sich der zu aktivierende Mensch dadurch wohlfühlt, können Sie die Person auch in Form einer Teilhabe ins Malen mit einbeziehen. Das bedeutet: Sie als Pflege- und Betreuungsperson sind der Akteur und die hilfe- und pflegebedürftige, bettlägerige Person ist passiv – nimmt durch Zusehen, Zuhören und die bloße Anwesenheit teil. Wenn Sie als Pflege- und Betreuungsperson so den Hauptpart der Tätigkeit übernehmen, sollten Sie stets daran denken, jeden auch noch so kleinen Schritt laut zu kommentieren, am besten an die zu aktivierende Person gewandt, um sie in den Aktivierungsprozess mit einzubinden.

3.11.3 Malen mal anders

Material
- bunte Auswahl an Farben (Acrylfarben oder Wandfarben)
- Luftballons (nicht aufgeblasen)
- kleiner Trichter
- kleiner Schöpflöffel oder großer Suppenlöffel
- große Schüssel
- Leinwand auf Keilrahmen, weißes altes Bettlaken, weiße alte Tischdecke
- große Nadeln, Dartpfeile
- Schüssel mit Wasser (zum Händewaschen)
- Handtuch, Waschlappen
- Bettschutz, Kleiderschutz
- Ausziehtisch vom Nachttisch oder Betttablett
- Stuhl/Stühle, ggf. Beistelltisch

Durchführung

Malen heißt nicht immer, dass man einen Pinsel oder einen Stift zur Hand haben muss. Malen ist auch Ausdrucksarbeit und Kunst. Lassen Sie Ihre hilfe- und pflegebedürftige, bettlägerige Person zum Künstler werden.

Das Pflegebett wird auf eine angemessene Höhe gebracht. Bringen Sie nun die hilfe- und pflegebedürftige, bettlägerige Person in eine sitzende Position, indem Sie das Kopfteil des Bettes hochfahren. Für diese Aktivierung ist es erforderlich, dass die zu pflegende Person eine möglichst aufrechte Sitzposition einnimmt. Hilfsmittel wie Hörgeräte oder Brille werden entsprechend angebracht.

Bereiten Sie das Umfeld großflächig vor. Decken Sie das Bett und das Umfeld gut ab. Der zu aktivierenden Person ziehen Sie einen flüssigkeitsabweisenden Kleiderschutz an. Die pflegebedürftige Person sollte die Arme und Hände frei bewegen können. Nehmen Sie das Betttablett und stellen Sie es zur zu aktivierenden Person auf das Bett, alle weiteren benötigten Materialien sind in greifbarer Nähe drapiert.

Nachdem Sie alles vorbereitet haben, zeigen Sie der zu aktivierenden Person jeden einzelnen Gegenstand, lassen Sie die Person die Gegenstände und Materialien wahrnehmen. Nun sind Sie mittendrin in der Aktivierungsmaßnahme, jetzt wird es spannend und lustig.

Nehmen Sie erst einen Luftballon. Lassen Sie diesen die zu aktivierende Person halten. Dann nehmen Sie den Trichter und geben diesen, wenn möglich, der zu aktivierenden Person in die Hand. Dieser Trichter wird in die Öffnung des Luftballons gesteckt. Der Hals des Luftballons darf mit der Trichterspitze gefüllt sein. Die Kombination halten Sie nun. Jetzt wählen Sie gemeinsam mit der bettlägerigen Person eine Farbe aus. Diese füllen Sie über den Trichter in den Luftballon. Je nach Allgemeinzustand der zu pflegenden Person assistieren Sie oder übernehmen den aktiven Part. Nachdem Sie eine entsprechende Menge an Farbe in den Luftballon gefüllt haben, verknoten Sie diesen. Genauso, als wäre Luft drin.

Befüllen Sie einen Luftballon nach dem anderen in dieser Vorgehensweise. Erstellen Sie gemeinsam mit der hilfe- und pflegebedürftigen, bettlägerigen Person einen farbenfrohen Mix. Lassen Sie Ihrer Fantasie und Kreativität freien Lauf. Legen Sie die befüllten Luftballons in der vorbereiteten Schüssel vorsichtig ab.

Wenn Sie genügend Luftballons befüllt haben, orientieren Sie sich beim nächsten Schritt am Gesundheits- und Allgemeinzustand der hilfe- und pflegebedürftigen, bettlägerigen Person. Es kann durchaus sein, dass die Kräfte der zu aktivierenden Person mittlerweile schon aufgebraucht sind. Wenn dem so ist, beenden Sie die Maßnahme an dieser Stelle. Bis hierher kann die Aktivierungsmaßnahme etwa 20 Minuten dauern. Das ist für manche pflegebedürftige Person eine lange Zeit. Alles Weitere wird in einer separaten Aktivierungsmaßnahme fortgeführt.

Ist die hilfe- und pflegebedürftige, bettlägerige Person noch voller Energie, geht es weiter. Nun werden alle nicht mehr benötigten Materialien weggeräumt. Das heißt, nur die mit Farbe gefüllten Luftballons und Nadeln bzw. Dartpfeile bleiben übrig. Wichtig! Der Kleider- und Bettschutz sowie das Material zum Abdecken des Umfeldes müssen bleiben ... Es sei denn Sie putzen gerne.

Nun stehen Ihnen zwei Möglichkeiten des künstlerischen Vorgehens zur Wahl.

Auswahlmöglichkeit 1: Bett und Nadeln

Nehmen Sie den gewünschten Maluntergrund (Leinwand auf Keilrahmen, Bettlaken oder Tischdecke) und legen diesen auf das Bett. Egal, ob auf das Betttablett oder direkt auf die Beine der hilfe- und pflegebedürftigen, bettlägerigen Person. Jetzt nehmen Sie die Schüssel mit den gefüllten Luftballons. Die Luftballons verteilen Sie nun nacheinander gezielt oder durcheinander auf den Maluntergrund.

Bevor Sie den nächsten Schritt gehen, kontrollieren Sie bitte nochmal gründlich, ob wirklich alles gut und sicher mit ausreichend Schutzmaterial abgedeckt ist! Im letzten Schritt kommen jetzt Nadeln ins Spiel. Die Ballons werden nun einer nach dem anderen zum Platzen gebracht, indem mit der Nadel in die Luftballons gestochen wird. Oh ja, was für eine Schweinerei! Eine schöne, sehr künstlerische und farbenfrohe Kleckserei. Jeder Luftballon platzt anders, und das Ganze ergibt ein einzigartiges und individuelles Muster.

Auswahlmöglichkeit 2: Boden und Dartpfeile
Nehmen Sie den gewünschten Maluntergrund (Leinwand auf Keilrahmen, Bettlaken oder Tischdecke) und legen diesen auf den Boden vor das Bett. Ähnlich wie bei »Bett und Nadeln« geht es auch hier weiter. Die Luftballons werden auf dem Maluntergrund am Boden verteilt. Die hilfe- und pflegebedürftige, bettlägerige Person wird hierzu miteinbezogen. Die Luftballons sollen nämlich auf dem Maluntergrund verteilt werden. Auch hier ist es enorm wichtig, dass Sie nochmal intensiv kontrollieren, ob das gesamte Umfeld sicher und geschützt ist. Jetzt geht's weiter mit den Dartpfeilen. Die zu aktivierende Person darf die Dartpfeile auf die am Boden liegenden Luftballons werfen und so zum Platzen bringen.

Nachdem alle Luftballons zerplatzt sind, die sich darin befindliche Farbe und die Überreste der Luftballons auf dem Maluntergrund ihren Platz gefunden haben, benötigen Sie mit großer Wahrscheinlichkeit die Hilfe und Unterstützung einer zweiten Pflegeperson. Das entstandene Kunstwerk muss aus dem Bett bzw. vom Boden gehoben und zum Trocknen an einen sicheren Ort gelegt werden.

Dann ist die Malaktivierung beendet. Beendet bedeutet, dass alle benutzten Gegenstände und Materialien aus dem Raum entfernt werden. Das Fenster wird geöffnet und der Raum für zehn Minuten gelüftet. Dabei ist die hilfe- und pflegebedürftige, bettlägerige Person je nach Außentemperatur zuzudecken und ggf. vor Kälte zu schützen.

Nach Abschluss der Aktivierungsmaßnahme wird der hilfe- und pflegebedürftige Mensch wieder in eine angenehme Position gebracht. Eine Nachsorge bzw. Nachbetreuung des hilfe- und pflegebedürftigen Menschen gilt als selbstverständlich. Entsprechend der Reaktionen wird situationsgerecht auf ihn eingegangen.

3.12 Verwöhnprogramm Haarpflege

Der Besuch beim Friseur des Vertrauens gehört für die einen zum ungeliebten Pflichtprogramm, weil Sie es nicht leiden können, dass sie jemand am Kopf berührt. Für andere wiederum ist der Friseurbesuch ein pures Entspannungsprogramm –sie genießen das Kopfwaschen, die Kopfmassage, das Kämmen, Föhnen und Frisieren.

Die tägliche Haarpflege ist bei Menschen, die selbstständig zu Hause wohnen, eine Routine. Das Haarekämmen und -frisieren gehören zum »Standardprogramm«, und kaum jemand kann sich vorstellen, dass die Haare unordentlich und ungepflegt aussehen. Egal, ob männlich, weiblich oder divers, nahezu jeder macht sich Gedanken um das eigene Äußere: »Was ziehe ich heute an? Sitzen meine Haare? Und welche Schuhe passen zu meinem Outfit?« Denn, was auch immer man unternehmen möchte, der äußere Eindruck wird als erstes von anderen Menschen wahrgenommen. Und sobald man mit anderen ins Gespräch kommt, rücken der Kopf, das Gesicht in den Fokus der Aufmerksamkeit. Auf dem Kopf, das Gesicht umrahmend sind die Haare – entweder dicht gewachsen oder schon sehr schütter. Lang oder kurz geschnitten, blond, braun oder grau ... Somit sind die Haare ein »Aushängeschild« der eigenen Person und Persönlichkeit.

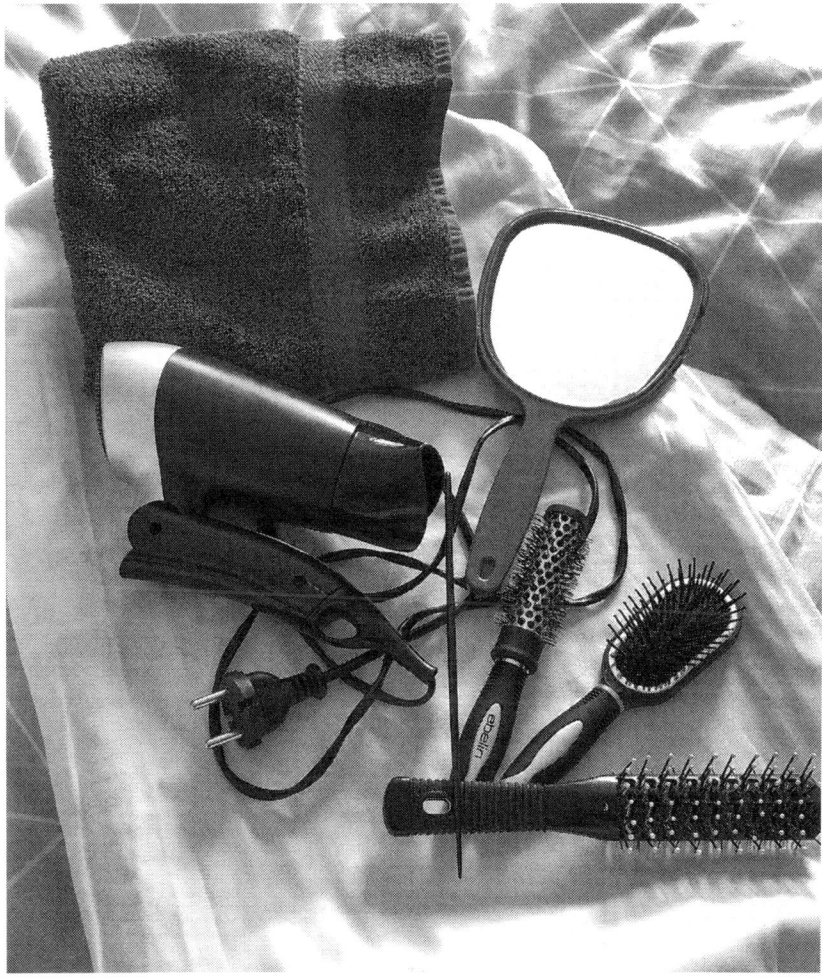

Abb. 5: Die Utensilien für ein Haarpflege-Verwöhnprogramm sind schnell herbeigeholt.

Wandern Sie nun gedanklich zur von Ihnen versorgten hilfe- und pflegebedürftigen, bettlägerigen Person. Wie liegt sie in ihrem Bett? Wie sehen ihre Haare aus? Wie war wohl ihr Verhältnis zum Friseurbesuch? Können Sie sich an Äußerungen der Person erinnern? Waren sie geprägt von: »Friseur, mmh, musste ja sein ...« oder »Ach, was habe ich es genossen ...« oder »Das war mir schon immer sehr wichtig, dass der Schnitt akkurat ist!« Entsprechend der biografischen Kenntnisse wissen Sie bestenfalls, dass die zu pflegende Person den Friseurbesuch und das damit einhergehende Verwöhnen der Kopfhaut genossen hat. Sollten Sie diese biografischen Kenntnisse nicht haben, können Sie die betreffende Person natürlich auch fragen, ob sie die Haare gerne gepflegt haben möchte.

Für eine hilfe- und pflegebedürftige, bettlägerige Person ist ein Friseurbesuch äußerst schwierig und zumal anstrengend. Es ist in jedweder Form mit Anstrengung verbunden. Versuchen Sie dennoch, der hilfe- und pflegebedürftigen, bettlägerigen Person die Annehmlichkeiten eines Friseurbesuchs nicht vorzuenthalten oder bieten Sie ihr ein eigenes Verwöhnprogramm »Haarpflege« an. Natürlich ist es nicht Ihre Aufgabe die Haare zu schneiden. Davon würde ich auch tunlichst abraten. Darum geht es hier auch nicht! Es sei denn, Sie haben den Beruf des Friseurs erlernt. Anderweitig bewegen Sie sich auf extrem dünnem Eis in Richtung einer Körperverletzung.

Wenn Sie der hilfe- und pflegebedürftigen, bettlägerigen Person nun diese wohltuende Aktivierungsmaßnahmen angedeihen lassen wollen benötigen Sie gegebenenfalls eine zweite Person, die sie punktuell unterstützt.

Material
- Betthaarwaschbecken (alternativ: Waschschüssel)
- Shampoo, ggf. Spülung
- Duschtuch, Handtuch, Waschlappen
- Wasser (mindestens 10 Liter)
- 1–2 Eimer
- Kamm, Haarbürste, Föhn, Spiegel
- Frisierumhang (kurz) oder Handtuch
- Haarfestiger, Haarspray
- Lockenwickler
- Tisch
- Ausziehtisch vom Nachttisch oder Betttablett
- alles, was individuell noch gewünscht wird (z. B. Haarkur, Haarspangen, Haarbänder etc.)
- ggf. Handspiegel oder aufstellbaren Tischspiegel

Durchführung

Die hilfe- und pflegebedürftige, bettlägerige Person wird vorweg um ihr Einverständnis gebeten und der nachfolgende Prozess genau erklärt. Stellen Sie die zweite anwesende Person vor und erläutern Sie, weshalb Sie diese Aktivierungsmaßnahme zu zweit durchführen – Sicherheit geht vor!

Alle benötigten Materialien werden gezeigt und erklärt. Im Idealfall darf die zu aktivierende Person jeden Gegenstand anfassen bzw. bekommt ihn in die Hand gelegt, um ihn zu fühlen. Hierzu gehört auch das Wasser. Wenn die hilfe- und pflegebedürftige, bettlägerige Person schon in Vorbereitung auf die Aktivität Berührung mit dem Wasser hatte, ist der spätere »Schreckensmoment«, wenn es am Kopf nass wird, um einiges »harmloser«.

Das Pflegebett wird auf Hüfthöhe eingestellt. Das Bettgitter (falls vorhanden) wird auf beiden Seiten des Bettes entfernt. Der hilfe- und pflegebedürftige Mensch wird in Rückenlage gebracht und in der Mitte des Bettes positioniert. Die Oberbekleidung wird ausgezogen, der Oberkörper mit einem Duschtuch bedeckt. Alle Materialien wie Kissen, Bettdecke, Lagerungsmaterial etc. werden entfernt.

Es gibt zwei Varianten, die Haare des Pflegebedürftigen im Bett zu waschen.

Variante 1: Ihnen steht ein Haarwaschbecken für das Bett zu Verfügung.
Wichtig: Bitte beachten Sie die Betriebsanleitung vor dem Benutzen des Haarwaschbeckens!
  Heben Sie den Oberkörper der hilfe- und pflegebedürftigen, bettlägerigen Person vorsichtig an, legen Sie ein Handtuch unter den Oberkörper und schieben das Haarwaschbecken mit der Aussparung für den Nacken unter den Kopf. Legen Sie die Person vorsichtig ab. Stellen Sie einen Eimer auf den Boden neben dem Bett und legen Sie den Ablaufschlauch hinein.

Nehmen Sie nun den Waschlappen zur Hand und bedecken Sie damit die Augen, um sie ggf. vor Wasser und Schaum zu schützen. Seien Sie bei jedem Schritt behutsam, auch wenn er noch so klein und unbedeutend wirkt! Jetzt nehmen Sie den mit warmen Wasser befüllten Eimer und gießen es vorsichtig über die Haare, um es anzufeuchten – von den Haarspitzen zum Haaransatz. Dies hilft der zu pflegenden Person sich auf das nachfolgende Ereignis einzustellen. Benetzen Sie die Haare komplett mit Wasser. Führen Sie die Haarwäsche entsprechend der Gewohnheiten des Pflegebedürftigen durch. Lassen Sie sich Zeit, wenn es der Gesundheitszustand der zu pflegenden Person zulässt. Massieren Sie die Kopfhaut bei der Haarwäsche sanft. Spülen Sie dann die Seife vorsichtig aus, streifen Sie die Kopfhaut dabei langsam in großen Zügen aus. Führen Sie alle Berührungen am Kopf ganz bewusst durch. Die zweite Pflege-/Betreuungsperson hat während des kompletten Waschvorganges die zu pflegende Person im Blick und beobachtet die Reaktionen.

Variante 2: Sie führen das Haarewaschen mit einer herkömmlichen Waschschüssel durch.
Wichtig: Bei dieser Vorgehensweise ist dringend eine zweite Pflege-/ Betreuungsperson erforderlich!

Heben Sie den Oberkörper der hilfe- und pflegebedürftigen, bettlägerigen Person vorsichtig an, legen Sie ein Handtuch unter den Oberkörper und schieben die herkömmliche Waschschüssel unter den Kopf. Präparieren Sie eine Unterstützungshilfe in Form von einem kleinen Kissen (40 x 40 cm) oder eine Nackenrolle, die Sie vor die Waschschüssel drapieren können. Darauf kann die pflegebedürftige Person den Kopf ablegen und so etwas bequemer liegen. Unter die Waschschüssel legen Sie eine rutschfeste Unterlage.

Die zweite Person hat die Aufgabe, stets in Kontakt mit der hilfe- und pflegebedürftigen Person zu sein. Am besten übernimmt die zweite Peron den Augenschutz und die Informationen über die einzelnen Schritte. Auch wird die zweite Person benötigt, um ggf. den Schulter- und Kopfbereich zu stützen, falls die hilfe- und pflegebedürftige Person nicht mehr ausreichend Kraft dazu hat.
Nehmen Sie nun den Waschlappen zur Hand und bedecken Sie damit die Augen, um sie ggf. vor Wasser und Schaum zu schützen. Seien Sie bei jedem Schritt behutsam, auch wenn er noch so klein und unbedeutend wirkt! Jetzt nehmen Sie den mit warmen Wasser befüllten Eimer und gießen es vorsichtig über die Haare, um es anzufeuchten – von den Haarspitzen zum Haaransatz. Dies hilft der zu pflegenden Person sich auf das nachfolgende Ereignis einzustellen. Benetzen Sie die Haare komplett mit Wasser. Führen Sie die Haarwäsche entsprechend der Gewohnheiten des Pflegebedürftigen durch. Lassen Sie sich Zeit, wenn es der Gesundheitszustand der zu pflegenden Person zulässt. Massieren Sie die Kopfhaut bei der Haarwäsche sanft. Spülen Sie dann die Seife vorsichtig aus, streifen Sie die Kopfhaut dabei langsam in großen Zügen aus. Führen Sie alle Berührungen am Kopf ganz bewusst durch. Die zweite Pflege-/Betreuungsperson hat während des kompletten Waschvorganges die zu pflegende Person im Blick und beobachtet die Reaktionen.

Am Ende des Waschvorgangs, wird der Oberkörper der pflegebedürftigen Person wieder vorsichtig angehoben. Wickeln Sie die Haare in ein Handtuch ein und trocknen Sie sie vorsichtig. Sie dürfen ruhig auch ein kleines bisschen rubbeln. Entfernen Sie das benötigte Material wie das Haarwaschbecken, das Handtuch oder das Kissen / die Nackenrolle etc. aus dem Bett. Im Anschluss daran werden die zerzausten Haare mit einem großen Zackenkamm (Dauerwellenkamm) gekämmt. Danach ist das Kämmen mit einer Bürste oder einem kleinzackigeren Kamm unbedenklicher und angenehmer für die betroffene Person. Legen Sie den Oberkörper der hilfe- und pflegebedürftigen Person vorsichtig im Bett ab und bekleiden sie wieder.

Jetzt werden die Haare entweder von einem bestellten Friseur geschnitten oder von Ihnen geföhnt und in Form gebracht. Die zweite Pflege-/Betreuungsperson ist nun nicht mehr nötig und kann sich wieder anderen Dingen widmen.

Einige Damen lieben es, eine sogenannte Wasserwelle zu bekommen: Hierfür dürfen Sie der hilfe- und pflegebedürftigen, bettlägerigen Person die Haare eindrehen, Locke für Locke. Wenn alle Haare eingedreht sind kommt ein Haarnetz über die Lockenwickler, nicht zu fest, ganz leicht. So, dass die Lockenwickler beim Trocknen nicht herunterfallen können. Viele der älteren Damen kennen eine Trockenhaube. Falls Sie so eine zur Hand haben, ist dies bestimmt eine wunderbare Form der Erinnerungsarbeit kombiniert mit dem Wohlfühlprogramm. Setzen Sie der zu pflegenden Dame die Trockenhaube auf. Stützen Sie sie beim Sitzen an den Seiten und im Schulter-Nackenbereich. Bleiben Sie in der Nähe, falls die zu pflegende Person unerwartet Ihre Hilfe benötigt.

Es gibt Frauen und auch Männer, die es lieben, gekämmt und gestylt zu werden. Sie genießen förmlich jeden Haarstrich über die Kopfhaut. Sollten die Haare noch nass sein, benötigen Sie nun einen Fön. Die zu pflegende Person befindet sich in Oberkörperhochlage (70–80°). Legen Sie ihr einen Frisierumhang oder ein Handtuch um die Schultern. Benutzen Sie die von ihr bevorzugten Stylingprodukte (Haarwasser, Schaumfestiger, Haarcreme, Haargel, Haarwachs, Haarspray etc.) sowie die üblichen Frisiergegenstände wie Kamm, Skelettbürste, kleine, große, mittlere Rundbürsten, Stielkamm, Kamm mit großen und kleinen Zacken.

Geben Sie der hilfe- und pflegebedürftigen, bettlägerigen Person so oft wie möglich die Chance, sich beim Frisieren im Spiegel zu betrachten. Entweder benutzen Sie hierfür einen Handspiegel mit Stiel oder Sie haben einen aufstellbaren Spiegel, den Sie auf den Betttisch positionieren können.

Eine Ausnahme stellt eine psychisch angespannte Ausgangssituation dar. Das bedeutet, wenn die Person durch ihr eigenes Spiegelbild in einen Verwirrtheitszustand geraten kann und sich der Weg daraus als äußerst schwierig gestalten könnte. Natürlich können eine Traurigkeit und/oder eine leichte Verwirrtheit bei jeder hilfe- und pflegebedürftigen Person, je nach Erkrankung, zum Vorschein kommen. Das lässt in der Regel jedoch mit Empathie und Situationsverstehen relativ gut in eine andere Stimmungslage überleiten.

> **Wichtig**
>
> Es spricht immer nur eine Person mit der zu aktivierenden Person. Die Pflege-/Betreuungspersonen sprechen nicht miteinander über den Kopf der zu pflegenden Person hinweg! Ausnahmen sind Unterstützungsanforderungen.

Die Aktivierungsmaßnahme »Haarpflege« ist beendet. Beendet bedeutet, dass alle benutzten Gegenstände und Materialien aus dem Raum entfernt werden. Das Fenster wird geöffnet und der Raum für zehn Minuten gelüftet. Dabei ist die hilfe- und pflegebedürftige, bettlägerige Person je nach Außentemperatur zuzudecken und ggf. vor Kälte zu schützen.

Nach Abschluss der Aktivierungsmaßnahme wird der hilfe- und pflegebedürftige Mensch wieder in eine angenehme Position gebracht. Eine Nachsorge bzw. Nachbetreuung des hilfe- und pflegebedürftigen Menschen gilt als selbstverständlich. Entsprechend der Reaktionen wird situationsgerecht auf ihn eingegangen.

Das Ergebnis kann, wenn die hilfe- und pflegebedürftige, bettlägerige Person dies wünscht und zulässt, fotografiert werden. Dann haben Sie beide ein Erinnerungsfoto.

3.13 Gartenarbeit im Bett

Viele pflegebedürftige Personen kennen Gartenarbeit von früher. Egal, ob sie auf dem Land oder in der Stadt wohnten: Blumen einpflanzen oder umtopfen, Balkonblumen pflanzen, Kräuter und Gemüse in Beeten ansäen und ernten war früher und ist auch heute noch ganz normal in vielen Haushalten.

Der Geruch von frischer Blumenerde kann etwas sehr Feines sein. Sie riecht nach Natur. Die darin lebende Pflanze wächst und gedeiht je nach Pflege und Fürsorge. Manch einer hat den »grünen Daumen«, andere hätten ihn gerne und wieder andere haben vielleicht auch gar nichts mit Gärtnern am Hut. Für diejenigen Pflegebedürftigen, die das jedoch mögen, kann das Gärtnern im Bett eine schöne Aktivierung sein!

Material
- Blumenerde
- Blumentöpfe, Blumenkasten
- Drainagematerial (z. B. Steine, Blähton etc.)
- Blumen oder Kräuter
- kleine Gartengeräte (z. B. Schaufel, Rechen, Gießkanne etc.)
- Kleider- und Bettschutz
- Betttisch
- Nachttisch, Beistelltisch, Stuhl
- lauwarmes Wasser
- kleine Schüssel
- Handtuch, Waschlappen

Bringen Sie das Bett auf entsprechende Höhe und positionieren Sie die hilfe- und pflegebedürftige, bettlägerige Person in Oberkörperhochlage (75–80°). Legen Sie der zu aktivierenden Person Schutzkleidung an und decken Sie das Bett großflächig mit abwischbarem Mehr- oder Einwegmaterial ab. Stellen Sie das Betttablett zur hilfe- und pflegebedürftigen Person. Drapieren Sie alle benötigten Materialien in Sichtweite und zeigen Sie dem zu aktivierenden Menschen alle Dinge. Benennen, erklären und besprechen Sie diese, geben Sie sie dem Pflegebedürftigen in die Hand zum Fühlen und Betasten. Im Idealfall benennt die zu pflegende Person alle Gegenstände und weiß, wozu was benötigt wird.

Nun beginnen Sie mit der Gartenarbeit. Eventuell haben Sie die Pflanzaktion vorab im Rahmen einer eigenständigen Kurzaktivierung mit der zu aktivierenden Person schon geplant. Dementsprechend nutzen Sie jetzt die benötigten Materialien. Seien Sie – soweit möglich – nur Unterstützer und nicht Akteur bei der Gartenarbeit. Entsprechend des Hilfe- und Unterstützungsbedarfes gehen Sie der hilfe- und pflegebedürftigen, bettlägerigen Person lediglich zur Hand.

Beispielsweise möchte die zu pflegende Person eine Blume in einen größeren Topf pflanzen. Dann wird neben der Pflanze ein entsprechender, größerer Blumentopf benötigt. Die betreffende Person soll alle Gegenstände, Materialien fühlen und riechen, die unterschiedlichen Konsistenzen wahrnehmen. Lassen Sie die Person mit ihren Fingern die Erde spüren. Sie soll durch die Hände und Finger gleiten. Lassen Sie sie die Pflanze spüren. Wie fühlt sich eine Blume an? Welche Farbe hat sie? Was ist es für eine Blume? Welche Erde benötigt sie, muss sie gedüngt werden? Braucht sie viel Wasser? Ist es ein Schattengewächs oder mag sie lieber die Sonne?

Es geht nicht darum, dass die zu aktivierende Person das Umpflanzen in Perfektion durchführt. Sie soll mit der Aktivierung Erinnerungen (wieder) erleben. Sie soll aus ihrem Alltag gerissen werden und eine Tätigkeit durchführen, die für sie nicht fremd ist. Es wäre sehr schön, wenn durch diese Aktion Freude erlebt und Biografisches zutage gefördert wird, das sich für weitere, andere Aktivierungen eignet.

Diese Maßnahme kann zwischen 15–45 Minuten dauern. Die zu aktivierende Person gilt es, wie immer bei derartigen Aktivierungen, gut zu beobachten und Veränderungen im Prozess wahrzunehmen. Entsprechend der Reaktionen ist die Maßnahme dann abzubrechen oder weiterzuführen. Auch mit dieser Aktivierungsmaßnahme können unterschiedliche Emotionen hervorgerufen werden – Freude, Trauer, Wehmut, Ärger etc. Auf jedes Gefühl ist individuell einzugehen, denn keine Emotion wird einfach nur so gezeigt.

Die Aktivierungsmaßnahme »Gartenarbeit« ist beendet. Beendet bedeutet, dass alle benutzten Gegenstände und Materialien aus dem Raum entfernt werden. Das Fenster wird geöffnet und der Raum für zehn Minuten gelüftet. Dabei ist die hilfe- und pflegebedürftige, bettlägerige Person je nach Außentemperatur zuzudecken und ggf. vor Kälte zu schützen.

Nach Abschluss der Aktivierungsmaßnahme wird der hilfe- und pflegebedürftige Mensch wieder in eine angenehme Position gebracht. Eine Nachsorge bzw. Nachbetreuung des hilfe- und pflegebedürftigen Menschen gilt als selbstverständlich. Entsprechend der Reaktionen wird situationsgerecht auf ihn eingegangen.

3.14 Fühlschnur

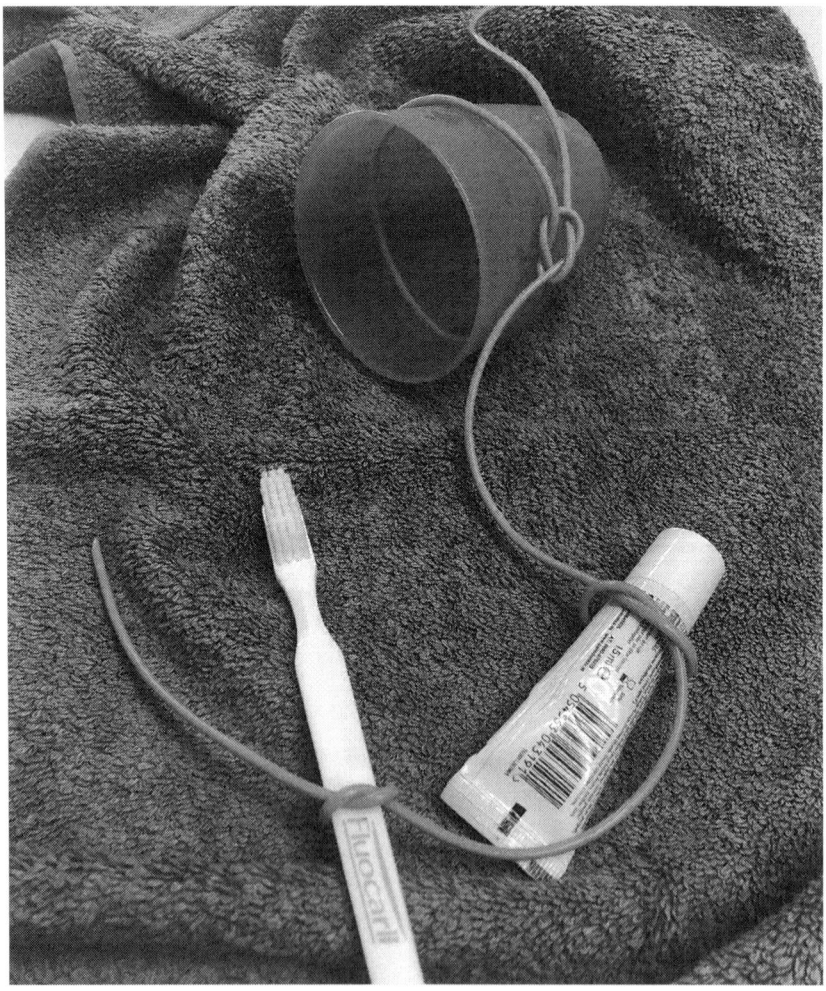

Abb. 6: Alltagsgegenstände zur Körperpflege bilden die aktuelle Fühlschnur.

Manchmal hat es den Anschein, dass die hilfe- und pflegebedürftige, bettlägerige Person schon bei kleinen Alltäglichkeiten sehr stark gefordert, ja beinahe überfordert wirkt. Dennoch möchten Sie etwas für die zu pflegende Person tun, ihr Abwechslung, Freude und Ansprache bieten. Eine Möglichkeit ist hierfür die Fühlschnur, die die Betroffenen in Maßen anregt und bestenfalls nicht überfordert.

Überlegen Sie sich im Vorfeld, mit welchen Gegenständen Sie am heutigen Tag der zu aktivierenden Person eine kurze Ablenkung verschaffen können. Vielleicht ist es etwas aus dem Alltag, das können so profane Dinge wie Utensilien zum Abwaschen sein. Denn das Abspülen ist eine alltägliche Tätigkeit vieler Menschen aus unterschiedlichen Generationen und Sozialschichten. Für die Aktivierung können dann etwa ein Küchenschwamm mit einer Flaschenbürste, ein Spülmittel (Miniausführung), ein Geschirrtuch und eine Stahlwolle oder ein Krustenlöser (Edelstahl-Pad) kombiniert werden. Die daraus entstehende Fühlschnur spiegelt die Tätigkeit des Abspülens wider.

Sie können auch Gegenstände aus dem Badezimmer kombinieren. Beispielsweise einen Waschlappen, ein Handtuch (Gästehandtuch) und ein Stück Seife zusammenfassen. Das Badezimmer bietet sogar mehrere Optionen: das Zähneputzen, das Rasieren, das Frisieren etc.

Das Arbeiten mit der Fühlschnur bedeutet, sich im Vorfeld gedanklich mit der zu aktivierenden Person auseinanderzusetzen. Einzutauchen in die Belange und Bedarfe der hilfe- und pflegebedürftigen, bettlägerigen Person. Beobachtungen aus den vorangegangenen Tagen sind hierzu oftmals sehr hilfreich.

Material
- Paketschnur, dicke Wolle, Wäscheleine oder lange Schnürsenkel
- Gegenstände aus dem Alltag, z. B. Schlüssel unterschiedlicher Art und Größe, Frisiergegenstände wie Kamm, Bürste Lockenwickler, Büroartikel wie Stifte, Lineal, Blöcke, Tacker etc.

> **Wichtig**
>
> Die Zusammenstellung der Gegenstände sollte sich stets an dem gewählten Thema orientieren, um der zu versorgenden Person Orientierung zu geben.

Durchführung
Befestigen Sie die gewählten Gegenstände gut hintereinander an einer Schnur, z. B. Paketschnur oder Wäscheleine. Begeben Sie sich mit der von Ihnen erstellten Fühlschnur zur hilfe- und pflegebedürftigen, bettlägerigen Person. Zeigen Sie die Fühlschnur der zu aktivierenden Person vorab. Lassen Sie die Person die Fühlschnur wahrnehmen und betrachten. Nun legen Sie die Fühlschnur in ihre Hände. Unterstützen Sie ggf. die zu pflegende Person dabei, die Gegenstände zu fühlen.

Für diese Kurzaktivierungsmaßnahme ist es nicht erforderlich, die zu aktivierende Person neu zu positionieren. Natürlich steht einem Positionswechsel nie etwas entgegen – ist aber in diesem Fall nicht unbedingt erforderlich. Natürlich können Sie ein Umbetten der zu pflegenden Person mit der Kurzaktivierungsmaßnahme in Verbindung bringen.

Der Einsatz einer Fühlschnur hat einen idealen Zeitrahmen von etwa zwei Minuten und sollte den zeitlichen Rahmen von maximal fünf Minuten niemals überschreiten. Die Konzeption ist angelehnt an den Therapeutischen Tischbesuch (TTB) nach Bettina Rudert und Bernd Kiefer. Es ist eine klassische Kurzaktivierungsmaßnahme und ideal für kognitiv sehr stark eingeschränkte Personen.

Die Fühlschnur erleichtert in der Regel den Zugang zur pflegebedürftigen Person und besitzt gleichzeitig einen Aufforderungscharakter an die zu aktivierende Person. Die hilfe- und pflegebedürftige Person darf sich ermuntert fühlen, die Fühlschnur zu berühren. Sie zu fühlen, mit ihr zu spielen und ausgiebig zu betasten. Im Idealfall trägt die Fühlschnur sogar dazu bei, vermeintlich verschüttete Erinnerungen hervorzuholen. Ist es der zu aktivierenden Person möglich, darf sie sich ermutigt fühlen, ihre Erinnerungen verbal zu äußern. Ist es der zu pflegenden Person nicht mehr möglich, sich verbal zu äußern, geben Sie ihr Zeit, ihre Erinnerungen in nonverbalen Äußerungen zu zeigen (z. B. Weinen, Lachen etc.).

Fühlschnüre helfen, Erinnerungen bei der hilfe- und pflegebedürftigen, bettlägerigen, vielleicht sogar kognitiv beeinträchtigten Person zu wecken, Fantasie zu entwickeln und gedankliche Verbindungen zu erzeugen. Bei genauer Betrachtung fällt auf, dass die Einsatzmöglichkeiten enorm vielfältig sind und sich die thematische Bandbreite als beinahe unerschöpflich erweist. Fühlschnüre können bezogen auf Jahreszeiten, Feste, Personen, Tätigkeiten (z. B. Beruf, Hobby, Sport, Haushalt etc.) gestaltet werden[12].

Auch nach Abschluss dieser Kurzaktivierungsmaßnahme wird der hilfe- und pflegebedürftige Mensch wieder in eine für ihn angenehme Position gebracht. Eine Nachsorge bzw. Nachbetreuung des hilfe- und pflegebedürftigen Menschen gilt ebenfalls als selbstverständlich. Entsprechend der Reaktionen wird situationsgerecht auf ihn eingegangen.

3.15 Tastdecke

Kennen Sie das? Die hilfe- und pflegebedürftige, bettlägerige Person nestelt unentwegt an der Bettdecke und wirkt ruhelos. Ihre Anwesenheit bei ihr wird nur begrenzt wahrgenommen, so, als wäre die pflegebedürftige Person von einem Nebel umgeben.

Material
- Patchworkdecke nähen oder vorbereiten, Größe 80 x 80 cm bis 120 x 120 cm
- Individuelle Gegenstände an der Tastdecke befestigen, entweder per angenähtem Klettverschluss oder fest angenäht. Die Befestigung per Klettverschluss erleichtert das Austauschen von Gegenständen.

---

[12] http://www.bettinarudert.de/html/therapeutischer_tischbesuch_-_ttb_-_fuhlschnur-_kiefer-rudert-mi.html, abgerufen am 17.08.2019

Durchführung
Platzieren Sie die Hände der pflegebedürftigen Person so auf der Bettdecke, dass die Person die Gegenstände gut erfühlen und ertasten kann. Ihre dauerhafte Anwesenheit ist bei dieser Maßnahme nicht erforderlich – jedoch sollten Sie die ersten 5–10 Minuten anwesend sein, um die Reaktionen der Person zu beobachten.

Nach Abschluss dieser Aktivierungsmaßnahme wird der hilfe- und pflegebedürftige Mensch wieder in eine für ihn angenehme Position gebracht. Eine Nachsorge bzw. Nachbetreuung des hilfe- und pflegebedürftigen Menschen gilt ebenfalls als selbstverständlich. Entsprechend der Reaktionen wird situationsgerecht auf ihn eingegangen.

3.16 Das Wetter genießen

Egal, ob Sonne, Regen oder Schnee, es gibt Mittel und Wege, eine hilfe- und pflegebedürftige, bettlägerige Person das Wetter ebenfalls in vollen Zügen genießen und spüren zu lassen.

Bedenken Sie jedoch, dass es Personen gibt, die das Öffnen eines Fensters bereits als »Tragödie empfinden«, also der frischen Luft nicht viel abgewinnen können. Andererseits gibt es auch Menschen, für die frische Luft ein Lebenselixier darstellt. Klären Sie daher unbedingt im Vorfeld ab, ob die bettlägerige Person diese Maßnahme überhaupt mögen würde.

Durchführung
Für diese Aktivierung fahren Sie das Bett mit der zu pflegenden Person ans weit geöffnete Fenster. Lagern Sie die Person in Oberkörperhochlagerung, sodass sie aus dem Fenster schauen kann. Begleiten Sie den Pflegebedürftigen während der Aktivierung und gehen Sie auf seine Reaktionen ein.

Info
Beachten Sie die folgenden Tipps:
- **Im Winter:** Decken Sie die bettlägerige Person gut zu, ziehen Sie ihr ggf. Jacke, Mütze und Schal an.
- **Bei Regen:** Achten Sie auf Regenschutz – Schirm, Regenjacke und Schutz für das Bett.
- **Bei Schnee:** Bringen Sie Schnee ans Bett und lassen Sie die Person das weiße Nass fühlen und vielleicht auch zum Schneeball formen. Der Schnee kann vorab in der Tiefkühltruhe gelagert werden.
- **Bei Sonne:** Tragen Sie auch bei einer kurzen Verweildauer in direkter oder indirekter Sonne einen Sonnenschutz auf! Setzen Sie dem Pflegebedürftigen ggf. einen Sonnenhut auf und decken Sie sie nicht zu (Gefahr der Überhitzung), halten Sie ein Getränk bereit.

Bei dieser Aktivierung geht es niemals um eine zeitlich festgelegte Dauer, die die Person an der frischen Luft verbringen soll. Vielmehr steht im Vordergrund, dass die hilfe- und pflegebedürftige bettlägerige Person die Möglichkeit erhält, das Wetter und seine Auswirkungen unmittelbar zu spüren.

Nach Abschluss dieser Aktivierungsmaßnahme wird der hilfe- und pflegebedürftige Mensch wieder in eine für ihn angenehme Position gebracht. Eine Nachsorge bzw. Nachbetreuung des hilfe- und pflegebedürftigen Menschen gilt ebenfalls als selbstverständlich. Entsprechend der Reaktionen wird situationsgerecht auf ihn eingegangen.

3.17 Fernsehen

Das Fernsehen ist für viele ein Gerät, um in die Außenwelt zu schauen: Was geht außerhalb des eigenen Lebensraumes vor, was für Neuigkeiten gibt es und was für interessante Dinge gibt es zu erfahren? Andererseits bietet es Ablenkung, Spannung und Spaß durch viele verschiedene Sendeformate wie etwa Spielfilme, Shows und Dokumentationen. Je nach Stimmungslage, Tagesverfassung, Tageszeit oder Situation sind die Wünsche und Bedürfnisse unterschiedlich, und dementsprechend wird ein entsprechendes Programmangebot gewählt. Sehr viele Menschen verfolgen »ihre« Lieblingsserien, Lieblingsfilme, Lieblingssendungen oder favorisierte Nachrichtensendungen, Talkshow unabhängig vom Wochentag oder der Uhrzeit. Die modernen Menschen unter uns haben bereits neue Fernsehkanäle für sich entdeckt. Das Internet weißt diesbezüglich mittlerweile eine äußerst ergiebige Bandbreite auf.

> **Wichtig** **Beachten Sie!**
>
> Fernsehen ist trotz aller Einfachheit keine unbegrenzte Aktivierungsmaßnahme – eine kontinuierliche Dauerberieselung ist absolut kontraproduktiv! Denn für hilfe- und pflegebedürftige, bettlägerige Menschen kann auch das Fernsehen bis zu einem gewissen Grad anstrengend sein; nicht körperlich, jedoch geistig und emotional.
> Überlegen Sie, wie es Ihnen ging, als Sie einmal krank waren: Wollten Sie in diesem Zustand Ihre Lieblingssendung den ganzen Tag rauf und runter sehen? Hätte Sie das nicht auch gestresst und genervt?

Material
- Fernsehgerät
- Fernsehprogramm
- Kopfhörer, bei Bedarf

Durchführung
Nun wenden wir uns den biografischen Informationen der zu aktivierenden Person zu. Nehmen wir an, dass die hilfe- und pflegebedürftige, bettlägerige Person einen sehr hohen Bildungsgrad hat, einen sehr anspruchs- und verantwortungsvollen Beruf ausübte und schon immer sehr sportlich war. Nicht nur in der Praxis, sondern auch auf dem Sofa vor dem Fernseher – Fußball, Tennis, Formel 1, Golf etc. wurden im Fernseher angesehen. Des Weiteren liebt die zu pflegende Person alles, was in irgendeiner Form mit Science-Fiction

zu tun hat (Filme, Serien, Mangas, Bücher etc.). Zudem ist die zu versorgende Person ein Tierfreund: Zoobesuche sowie Tierfilme und -dokumentationen hatten einen festen Platz im Leben dieser zu versorgenden Person. Wie Sie sehen, kann das mögliche Angebot der zu aktivierenden Person sehr breit gefächert sein. Es stellt sich die Frage: Wie wollen Sie das Aktivierungsangebot »Fernsehen« gestalten? Fernseher einschalten und gut? Nein! Um die Individualität der zu versorgenden Person weitläufig zu beachten, müssen Sie sich vorab mit der zu aktivierenden Person absprechen. Es gilt zu hinterfragen, welches Programm im Fernseher laufen soll. Bei der vorgestellten Person kann ohne klärende, gemeinsame Programmauswahl viel richtig und genauso viel falsch gemacht werden.

Die Aktivierungsmaßnahme Fernsehen kann in zwei Aktivierungsmaßnahmen unterteilt werden:
1. In eine Kurzaktivierung, die bis zu fünf Minuten dauert. Dabei nehmen nehmen Sie sich ein Programmheft zur Hand, gehen damit zur pflegebedürftigen Person und lesen gemeinsam das Programm. Entweder lesen Sie vor oder die zu aktivierende Person liest selbst. Wählen Sie zusammen eine Sendung aus, die als Folgeaktivierung geschaut werden soll.
2. Der zweite Teil ist dann das Fernsehangebot selbst. Hier ist die Dauer davon abhängig, wie lange die gewählte Sendung dauert. Natürlich ist es auch möglich, dass die betreffende Person die Aktivierung vorzeitig abbricht, da sie zu erschöpft ist.

Fernsehen muss nicht langweilig, sondern kann auch experimentell sein. Beim Fernsehen kann man dem Alltag entfliehen. Es können Erinnerungen hervorgerufen werden oder es kann zum Träumen verleiten. Natürlich können die Generation sowie die Herkunft des hilfe- und pflegebedürftigen Menschen die Reaktion auf das gewählte Fernsehprogramm entsprechend beeinflussen. Demzufolge sollte die zu aktivierende Person während der Aktivierungsmaßnahme begleitet werden. Hat sich die hilfe- und pflegebedürftige, bettlägerige Person für einen 90-minütigen Film entschieden, wird eine dauerhafte Begleitung eher nicht möglich sein. In diesem Zeitraum sollte die Pflege- oder Betreuungsperson aber immer wieder nach dem Pflegebedürftigen schauen, die Reaktionen beobachten und Getränke anbieten bzw. andere Bedürfnisse befriedigen.

Bereiten Sie neben dem Raum und auch den hilfe- und pflegebedürftigen Menschen vor. Es ist sinnvoll, dass der hilfe- und pflegebedürftige Mensch während dieser Aktivierungsmaßnahme den Blick in die Richtung des Fernsehgerätes hat, bequem liegt – egal ob in Oberkörperhoch- oder Seitenlage – und sich wohl fühlt.

Es sollten weitgehend alle möglichen Störfaktoren beseitigt werden. Das Fernsehprogramm beansprucht im nachfolgenden Zeitraum die Aufmerksamkeit der hilfe- und pflegebedürftigen, bettlägerigen Person. Der Zeitraum des Fernsehens sollte nicht länger als die Dauer der ausgewählten Sendung betragen. Fernsehen dient nicht dazu den hilfe- und pflegebedürftigen Menschen dauerhaft zu berieseln. Dadurch stumpft die Person ab und es kann zu Deprivation, passiver Grundstimmung oder Apathie kommen. Die sogenannte Dauerberieselung durch unkontrolliertes Fernsehen kann enorm dazu beitragen.

Fernsehen wird gezielt eingesetzt, um den hilfe- und pflegebedürftigen Menschen für einen begrenzten Zeitraum bewusst aus dem »Gedankenloch« herauszuholen und ihn anzuregen. Der Seh- und Hörsinn werden beansprucht. Im Weiteren wird das Ziel verfolgt, eine Reaktion hervorzurufen. Die Reaktion kann und darf alle Ebenen betreffen, von Trauer bis Wut, von Angst bis Freude. Das ist gut so! Noch besser ist, wenn Sie sich in der Nähe der zu pflegenden Person befinden. Zum einen, um die Reaktion zu erkennen und entsprechend darauf zu reagieren. Also, um zu trösten, zu beruhigen, sich mit zu freuen, zu lachen etc. Zum anderen, wenn erforderlich, um die Aktivierungsmaßnahme zu pausieren oder ganz abzubrechen.

Der hilfe- und pflegebedürftige, bettlägerige Mensch durfte nun für eine vorab festgelegte Zeit eine Sendung entsprechend seiner Vorstellungen genießen. Alle weiteren Handlungen an und um die hilfe- und pflegebedürftige, bettlägerige Person sollten nun überlegt durchgeführt werden. Der Grund, weshalb Sie diese Aktivierungsmaßnahme gewählt haben, sollte auch im Nachgang noch Berücksichtigung finden.

Das bedeutet, die Nachsorge bzw. Nachbetreuung des hilfe- und pflegebedürftigen Menschen gilt als selbstverständlich. Entsprechend der Reaktionen wird situationsgerecht auf ihn eingegangen. Dazu gehört mitunter das Anbieten eines Getränkes oder eines kleinen Imbiss. Vielleicht benötigt der hilfe- und pflegebedürftige, bettlägerige Mensch gerade jetzt eine grundpflegerische Versorgung in Form von »Frischmachen«, Intimpflege, Kleidungswechsel etc. Es kann auch bedeuten, dass die hilfe- und pflegebedürftige, bettlägerige Person jetzt nur Ruhe, Schlaf und das Alleinsein benötigt.

4 Biografiearbeit, Selbstbestimmtheit und Spiritualität

4.1 Biografie- und Erinnerungsarbeit – das »täglich Brot« in der Pflege

Biografiearbeit ist in der täglichen Arbeit mit alten Menschen ein fester Bestandteil und wird als wesentlicher Schlüssel zum Verständnis der Pflegebedürftigen bzw. von deren Verhalten verstanden. Biografie- und Erinnerungsarbeit bietet Anknüpfungspunkte für Pflege- und Betreuungskräfte bei hilfe- und pflegebedürftigen, bettlägerigen sowie gerontopsychiatrisch veränderten Personen. Sie werden als »Türöffner« zur Welt der zu pflegenden Menschen beschrieben.

> **Definition** Biografie- und Erinnerungsarbeit
>
> Unter Biografie- und Erinnerungsarbeit versteht man die spontane oder angeleitete Verarbeitung von Lebenserinnerungen und Lebenserfahrungen, durch die eine Verbindung von Vergangenheit, Gegenwart und Zukunft geschaffen wird.

Biografiearbeit ist eine besondere Art, sich mit hilfe- und pflegebedürftigen Menschen und deren Vergangenheit auseinanderzusetzen. Es ist eine Gesprächsform, die den Blick zurück wirft auf das, was war. Die biografische Textur einer zu pflegenden Person orientiert sich dabei nicht nur oberflächlich am Vergangenen. Vielmehr betrachtet man die gesellschaftlichen, kulturellen, ethischen, weltanschaulichen Anteile der jeweiligen Person. Biografiearbeit endet nie. Denn die Biografie beginnt bei der Geburt und endet mit dem Tod.

Haben Pflege- und Betreuungskräfte die weite und die nahe Vergangenheit der zu pflegenden Person verstanden, kann eine individuelle und ganzheitliche Versorgung, die wiederum nach vorne gerichtet ist, entsprechend gestaltet werden.

Die Biografie- und Erinnerungsarbeit akzentuiert die individuelle Lebensgeschichte. Dabei soll sie keine Chronik darstellen, die ein Berichterstatter von der hilfe- und pflegebedürftigen, bettlägerigen Person zusammenträgt. Vielmehr sind es subjektive Berichte über Erlebtes oder über das, was erinnert wird oder erinnert werden will. Beim unsachlichen und beschönigten Erzählen geht die zu pflegende Person immer vom Ich aus. Sie erzählt ihre subjektive Wahrnehmung, ihre Erinnerungen, betont dabei ihre Gefühle. Beim Erzählen der Lebensgeschichte wird somit auch die eigene Vergangenheit konstruiert. Schönes wird beibehalten und weniger Schönes ggf. weggelassen.

> **Beispiel** Baden gegen Frust
>
> Aus der Vergangenheit des Herrn B. ist bekannt, dass er sich bei schlechter Stimmung mit einem Glas Rotwein in die Badewanne zurückgezogen hat. Dabei konnte er entspannen und fühlte sich wieder besser.
> Die Zukunftsausrichtung könnte darin bestehen, ihm diese Lebensstrategie weiterhin zu ermöglichen, seine Kompetenz in der Selbstpflege zu stärken und somit Lebensqualität zu schaffen.

Um den Menschen zu verstehen, müssen wir in den biografischen Dialog treten. Es gilt das Du der pflegebedürftigen Person zu verstehen. Pflegende oder Betreuende gehen mit den bettlägerigen, zu pflegenden Menschen in eine Beziehung, um in den biografischen Dialog zu treten. Erst das Zusammensein mit einem »Du« ermöglicht es dem einzelnen Menschen ein »Ich« zu bilden. Somit können Biografie- und Erinnerungsarbeit in der Betreuung von Pflegebedürftigen erst fruchten, wenn es ein »Gegenüber« gibt, das sich auf eine Beziehung einlässt. Dabei müssen Pflegekräfte nicht immer nur Kenntnisse über die individuelle Lebenssituation ihrer Pflegebedürftigen besitzen. Vielmehr sind auch Kenntnisse über Zeitgeschichte erforderlich, damit sich ein »Wir-Gefühl« einstellen kann.

Tipp
»Erinnerungspflege ist wie ein hochwirksames Medikament – jeden Tag eine kleine Dosis verhilft zu Wohlbefinden und gibt Kraft!«[*]

[*] Trilling A, Bruce E, Hodgson S, Schweitzer P (2001): Erinnerungen pflegen. Unterstützung und Entlastung für Pflegende und Menschen mit Demenz. Vincentz Verlag, Hannover, 95.

Methoden der Biografiearbeit:
1. Erinnerung an die Vergangenheit als Lebensbilanz
2. Begleitung in der Gegenwart als Lebensbewältigung
3. Perspektive für die Zukunft als Lebensplanung

Wichtig — Handhabung der biografischen Daten

»Was als Lebensaufgabe wahrgenommen wird, unterliegt der jeweiligen individuellen Sinndeutung, das heißt, die Vollendung eines Lebens kann nur im Kontext einer jeweiligen Biografie angemessen interpretiert werden!«[*]

Die Biografie- und Erinnerungsarbeit ist als Basis aller lebensgeschichtlichen Ereignisse bezüglich der verhaltenstechnischen Hintergründe einer hilfe- und pflegebedürftigen Person anzusehen.

Nur wenn wir die erfahrenen Daten unter Einbezug der heutigen Lebenssituation der zu pflegenden Person äußerst sensibel handhaben und in die alltägliche pflegerische und sozialbetreuerische Versorgung einbeziehen, können wir eine maßgeschneiderte Maßnahmenplanung vornehmen.

> All die biografischen Daten dienen als Grundlage jeglichen pflegerischen und sozialbetreuerischen Handelns. Wir Pflegende dürfen dabei nicht aus den Augen verlieren, dass die uns anvertrauten Informationen stets dem Datenschutz unterliegen und vor Dritten unbefugten Personen zu schützen sind.
>
> * Berger G, Kämmer K, Zimber A (Hrsg.) (2006): Erfolgsfaktor Gesundheit. Handbuch zum betrieblichen Gesundheitsmanagement, Pflegemanagement und Selbstpflege. Teil 2. Vincentz Verlag, Hannover.

4.1.1 Das Berufsleben – ritualisierte Alltagsbegegnung mit viel Routine

Jeder von uns hat seine Rituale. Diese beginnen schon morgens beim Aufstehen und enden abends beim Zubettgehen. Rituale begleiten uns über den ganzen Tag hinweg – meist unbewusst.

Ein langjähriges Ritual ist in der Regel das Ausüben des Berufes. Egal in welchem Beruf ein Mensch arbeitet, ob im Schichtdienst oder zu festgelegten Zeiten. Diese Phase des Lebens ist wohl die meist beeindruckende und längst andauernde Zeit im ganzen Leben. Sie prägt den Menschen. Nach ihrer Berufstätigkeit wollen manche Menschen vermeintlich nicht mehr daran erinnert werden, wiederum andere können nicht loslassen: Der Beruf, der Job ist (war) ihr Lebenselixier. Es gibt auch Menschen, die sich über ihren Beruf, über ihr Tun, vielleicht sogar über ihren erreichten und erlebten Erfolg definieren oder definiert haben.

Es gibt Tage, da fühlen Sie sich als Betreuende ratlos und wissen gar nicht so recht, was Sie der hilfe- und pflegebedürftigen, bettlägerigen Person anbieten sollen. Doch mal ganz ehrlich – möchten Sie, dass für Sie jeden Tag ein Feuerwerk abgefeuert wird? Jeden Tag eine große Party stattfindet? Irgendwann würde auch das alltäglich und normal werden, dass es keinen Spaß mehr macht, dies mitzumachen. Darum nutzen Sie die mutmaßlich freudlosen Tage der zu pflegenden Person und bereiten ihr mit Kleinigkeiten eine kurze Abwechslung, ganz nach dem Motto »Weniger ist oft mehr!«.

Ritualisierte Alltagsbegegnungen können sich dabei gut an der beruflichen Vergangenheit orientieren, unabhängig davon, ob der Job gerne ausgeübt wurde oder nicht. Die Berufswelt unterteilt sich auch in den erlernten und ausgeübten Beruf. Dies heißt, eventuell steht Ihnen eine breite Palette an möglichen ritualisierten Alltagsmöglichkeiten zur Verfügung.

Die folgende Tabelle (▶ Tab. 3) zeigt berufliche Tätigkeiten und dazu passende Stichwörter oder Gegenstände (Arbeitsmittel), die Sie nutzen können, um die Erinnerungspflege und Biografiearbeit zu starten.

Tab. 3: Berufe und dazu passende Stichwörter/Gegenstände für die Biografiearbeit*

Beruf	Stichwörter und Gegenstände
Anlagenmechaniker	Werkzeug, Werkzeugkoffer
Architekt/Technischer Zeichner	Taschenrechner, Zeichenbrett, Druckbleistifte, Tusche, Zirkel, Lineale, Papier
Arzt/Facharzt/Krankenpfleger	Stethoskop, Spritze, Arztkittel, Rezeptblock, Kugelschreiber, Tupfer, Pflaster
Bäcker	Mehl, Mehlschaufel, Getreide, Backblech, Eier, Wasser, Hefe, Salz (grob- und feinkörnig), Backofen, Lauge, Natron, Handrührgerät, Knethaken, Mühle, Sieb, Schüsseln, Backbrett, Spatel in verschiedenen Größen
Baggerfahrer	Modell-Bagger, Sand, Arbeitshose, Gehörschutz
Beamter/Sekretär/Geschäftsmann/Manager	Akten, Aktentasche, Zeitung, Schreibmaschine, Stenografieblock, Bleistift, Kugelschreiber
Brauer	Malz, Wasser, Hefe, Hopfen
Buchbinder	Papier, Bücher, Klebstoff
Elektriker/Elektroniker	Kabel, Zangen, Isolierband
Feuerwehrmann	Modell-Feuerwehrauto, Feuerwehrhelm, Handschuhe, Alarm, Sirene

Beruf	Stichwörter und Gegenstände
Förster	Jagdgewehr, Pfeife, grüne Gummistiefel, Jägerhut, Bilder von Waldtieren, Hochständen, Jagdhunden etc.
Fotograf	Fotoapparate, Objektive, Fotopapier, Filmdosen
Friseur	Haarschneideschere, Rasierapparat, Kämme und Bürsten in verschiedenen Größen und Variationen, Lockenwickler in unterschiedlicher Form, Größe und Material (Dauerwelle, Wasserwelle), Haarwachs, Haargel, Haarspray, Schaumfestiger, Fön, Spiegel, Shampoo, Spülung, Handtuch
Gärtner	Blumen, Kräuter, Gemüsepflanzen, Blumenerde, Schaufel (groß und klein), Gießkanne (groß und klein), Blumentöpfe in unterschiedlichen Größen, Samenbeet, Blumen- bzw. Pflanzendünger, unterschiedliches Gehölze (Nadel- oder Laubbaum)
Gastwirt/ Kellner/Ober	Tablett, Gläser, Geldbeutel, Block, Kugelschreiber, Fliege oder Krawatte, Teller, Gläser
Glaser	Glas in verschiedenen Ausführungen, Bilder zur Glasertätigkeit (Herstellung, fertige Produkte, Ausstellungen etc.)
Hotelfachmann/ Rezeptionist	Kalender, Planer, Telefon, Zimmerschlüssel, Rezeptionsglocke
Kapitän	Kapitänsmütze, Modellschiff, Kompass, Bilder (Schiffe, Häfen, Meere, Flüsse etc.)
Koch	Töpfe, Kochlöffel, Pfannen, Schürze, Mütze, Geschirr, Kochbesteck
Konditor	Mehl, Zucker, Eier, Milch, Vanille, Backpulver, Dekorationsmaterial, Schokolade, Marzipan, Nüsse und Mandeln, Fondant, Speisefarbe, Backofen, Backformen und Backbleche, Backpapier, Zuckerperlen, Milch, Sahne, Schneebesen, Handrührgerät, Schüsseln in verschiedenen Größen
Kosmetiker/ Maskenbildner	Kosmetikartikel (Lippenstift, Kajal und andere Schminkstifte), Wimperntusche, Lidschatten, Pinsel, Cremeauswahl, Düfte, Schminktücher, Wattepads
Laboringenieur	Reagenzgläser, Bilder vom Labor, Kittel, Einmalhandschuhe
Landwirt	landwirtschaftliche Geräte (Modelle oder Bilder von Traktoren, Mähmaschinen, Mähdreschern, Maishäckslern, Pflug, Egge, Saatmaschine), Bilder von Tieren (Kühe, Schweine, Hühner) oder Lagerräumen (Silo, Ställe, Heu, Stroh)

Beruf	Stichwörter und Gegenstände
Lehrer	Kreide, Tafel, Schwamm, Papier, Füllschreiber, Tinte, Rotstift, Hefte
Lokführer/ Bahnbegleiter	Modellzug, Bahntickets, Ticketzange, Bilder von Zügen, Gleisen, Bahnhöfen etc.
Maler/Lackierer	Pinsel in unterschiedlicher Qualität, Art und Form (Echthaar, dünn, dick, glatte Kante, spitz), Rollen in unterschiedlicher Größe, Art und Form, Farben in unterschiedlicher Qualität, »Blaumann« (Overall)
Maurer	Sand, Wasser, Kelle, Metermaß, Backsteine, Ziegelsteine, Zement, Arbeitshandschuhe
Metzger/ Fleischer	Messer, Fleisch, Wurst (Rohware) etc., Einwickelpapier, Gewürze
Müller	Getreide, Mehl, Mühle etc.
Musikant/ Violinist/Pianist	individuelles Musikinstrument, Noten, Notenständer, Stimmgabel
Optiker	Brillen, Brillenetui, Sehtest, Putztuch
Pilot/ Flugbegleiter	Pilotenmütze, Modell-Flugzeug, Bilder (Landebahn, Flugzeuge, Flughafen etc.)
Polizist	Modell-Polizeiauto, Polizeimütze, Funkgerät, Spielzeugwaffe, Funkgerät
Priester/Pater/ Nonne	Bibel, Rosenkranz, Messwein, Monstranz, Kerzen, Weihrauch
Rettungsassistent/Sanitäter	Modell-Krankenwagen, Erste-Hilfe-Kasten, Rettungsdecke, Binden, Tupfer, Pflaster
Schneider/Näher	Stoffe verschiedenster Art, Nadeln, Fäden in verschiedenen Farben, Qualitäten und Stärken, Metermaß, Stoffkreide, Scheren in verschiedenen Arten und Größen, Nähmaschine, Bügeleisen, Knöpfe; Transparentpapier
Schreiner/ Zimmermann/ Tischler	Holz, Säge, Schleifwerkzeug, Hut, Schutzbrille, Gehörschutz

Beruf	Stichwörter und Gegenstände
Töpfer/ Keramiker	Ton, Wasser, Töpferscheibe, Keramikfarbe, Töpferwerkzeug
Uhrmacher	Uhren, Uhrwerke, Feinmechanik-Werkzeug
Winzer/ Weintechnologe	Weintrauben, Weinfass, Korkenzieher, Weinflasche etc.

Und viele weitere mehr: Jeder Beruf bringt seine Eigenheiten mit. Jeder Mensch hat seinen Beruf individuell ausgestaltet. Dies sollte hier berücksichtigt werden.

* Aus Gründen der Vereinfachung und Vereinheitlichung wurde für die Berufe die männliche Form gewählt. Gemeint sind aber alle Personen, die diese Berufe ausüben oder ausgeübt haben.

Die hier aufgeführten Berufe stellen lediglich eine kleine Auswahl dar. Sie können aber Orientierung geben, welche Gegenstände und Materialien für eine Kurzaktivierung genutzt werden können. Ritualisierte Alltagsbegegnungen beziehen sich nicht einzig und allein auf die berufliche Vergangenheit. Der erlernte oder ausgeübte Beruf stellt lediglich einen Teil der ritualisierten Alltagsbegegnungen dar. Die aufgeführten Berufe können bei Bedarf auch im Bereich »Hobbys« genutzt werden (▶ Kap. 4.1.2).

Durchführung
Entsprechend Ihrer biografischen Erkenntnisse haben Sie sich für einen Gegenstand einer zum Pflegebedürftigen passenden Berufsgruppe entschieden. Mit diesem Gegenstand suchen Sie nun die hilfe- und pflegebedürftige, bettlägerige Person auf.

Zeigen Sie der zu aktivierenden Person erst den Gegenstand, lassen Sie sie den Gegenstand selbst fühlen und ertasten. Beobachten Sie intensiv die Reaktionen des Betroffenen. Gehen Sie zeitnah auf die gezeigten Reaktionen ein. Vermitteln Sie der hilfe- und pflegebedürftigen, bettlägerigen Person, dass Sie im Moment nur für sie da sind. Sprechen Sie nicht zu viel. Nur so viel, wie Ihr Gegenüber wünscht und erträgt.

>
> **Info**
> Beim Anwenden von ritualisierten Alltagsbegegnungen kann es durchaus vorkommen, dass die hilfe- und pflegebedürftige, bettlägerige Person dies ablehnt. Für den Moment wenigstens. Akzeptieren Sie bitte diese Entscheidung und versuchen Sie Ihr Glück zu einem späteren Zeitpunkt aufs Neue.

Eines soll nicht in Vergessenheit geraten. Unabhängig davon, ob eine Person ihren Beruf gerne ausgeübt hat oder nicht, nicht immer sind die Reaktionen so wie wir uns sie wünschen. Entsprechend der aktuellen Emotionslage wird die hilfe- und pflegebedürftige, bettlägerige Person reagieren. Die Gefühlspalette ist bekanntlich groß. Sollten sich tatsächlich Gefühlsreaktionen in Form von Wut oder Frust zeigen, macht das nichts. Freuen Sie sich vielmehr, denn Sie haben etwas bewirkt! Ein erzeugtes Gefühl bedeutet, dass etwas aktiviert wurde, was sich seinen Weg nach außen bahnt. Diese Gefühlsregung hat im Grunde genommen nichts mit Ihnen persönlich zu tun, sondern mit der ausgelösten Erinnerung vielleicht in Verbindung mit der aktuellen Situation. Somit war Ihre ritualisierte Alltagsbegegnung schon ein Erfolg.

> *Wichtig* **Nachbetreuung**
> Selbst bei ritualisierten Alltagsbegegnungen ist darauf zu achten, dass eine Nachsorge bzw. Nachbetreuung des hilfe- und pflegebedürftigen Menschen wie selbstverständlich stattfindet. Entsprechend der Reaktionen wird situationsgerecht auf die zu pflegende Person eingegangen.

4.1.2 Hobbys – ritualisierte Alltagsbegegnung mit Abwechslung

Beinahe jeder Mensch geht irgendeiner Freizeitbeschäftigung, einem Hobby nach. Völlig egal, was es ist – ein Hobby bedeutet in der Regel, sich von beruflichen Strapazen zu erholen, zu akklimatisieren. So kann man sich beim Lesen eines Buches der eigenen Fantasie hingeben oder beim Tennisspielen die geballt Körperkraft in den Schlag des Balles geben, beim Wandern die Natur und die Ruhe genießen etc. Freizeitgestaltung hat viele Facetten.

Tab. 4: Hobbys und dazu passende Stichwörter/Gegenstände für die Biografiearbeit

Hobby	Stichwörter und Gegenstände
Briefmarken/ Münzen sammeln	Briefmarken oder Münzen, Alben, Pinzette
Gymnastik	Gymnastikschuhe, Leggings, Musik, Gymnastikanzug
Gärtnern	Blumentöpfe, Pflanzen, Erde, kleine Schaufel und Harke
Karten spielen	Spielkarten (unterschiedliche Variationen), Schreibblock, Stift
Lesen	Buch, Zeitschrift, Zeitung, E-Book-Reader
Rollschuhfahren/ Skaten	Rollschuhe, Knieschoner
Schach spielen	Schachbrett, Schachfiguren
Schwimmen	Wasser, Bademütze, Badehose/Badeanzug, Handtuch, Schwimmbrille
Singen	Liederbuch, Liedtexte
Skifahren/Langlaufen	Skier, Skischuhe, Skianzug etc.
Stricken	Wolle, Stricknadeln, Strickzeitschrift
Tauchen	Taucherbrille, Schnorchel, Flossen, Kompass
Tennis spielen	Tennisschläger, Tennisball etc.
Wandern	Wanderstock, Wanderschuhe etc.

Und viele weitere mehr: Jedes Hobby bringt seine Eigenheiten mit. Jeder Mensch hat sein Hobby individuell ausgestaltet. Dies sollte hier berücksichtigt werden.

Durchführung

Entsprechend Ihrer biografischen Erkenntnisse haben Sie sich für einen Gegenstand eines Hobbys entschieden. Mit diesem Gegenstand suchen Sie nun die bettlägerige Person auf.

Zeigen Sie der zu aktivierenden Person erst den Gegenstand, lassen Sie sie den Gegenstand selbst fühlen und ertasten. Beobachten Sie intensiv die Reaktionen des Betroffenen. Gehen Sie zeitnah auf die gezeigten Reaktionen ein. Vermitteln Sie der hilfe- und pflegebedürftigen, bettlägerigen Person, dass Sie im Moment nur für sie da sind. Sprechen Sie nicht zu viel. Nur so viel, wie Ihr Gegenüber wünscht und erträgt.

Info

Die »Freizeitbeschäftigung«, die Sie Ihren Pflegebedürftigen als Aktivierung anbieten, dient ihnen nicht als Entspannung und Erholung, viele empfinden sie eher als »Arbeit«. Denn ihnen wird dabei eine körperliche und geistige Leistung von der Pflege- oder Betreuungsperson »abverlangt« – sie werden im wahrsten Sinne aktiviert.

Vielfach haben Aktivierungsmaßnahmen aber einen zeitlichen Umfang von 45–60 Minuten. Da wundert es nicht, dass manche Bettlägerige im Anschluss daran nicht megaentspannt, sondern vielmehr erschöpft sind. Hier ist weniger manchmal mehr!

→ Wichtig ist, dass Sie niemanden mit Ihrer Aktivierung überfordern! Daher gilt es die Reaktionen der Betroffenen immer gut zu beobachten und sofort abzubrechen, sollte jemand zu angestrengt sein!

Nach Abschluss der Aktivierungsmaßnahme wird der hilfe- und pflegebedürftige Mensch wieder in eine angenehme Position gebracht. Eine Nachsorge bzw. Nachbetreuung des hilfe- und pflegebedürftigen Menschen gilt als selbstverständlich. Entsprechend der Reaktionen wird situationsgerecht auf ihn eingegangen.

4.2 Imaginäres Fenster

Wer hat dieses Gefühl, dass einem die Decke auf den Kopf fällt oder der Raum immer enger wird, noch nicht erlebt? Hatten Sie dieses Gefühl eventuell schon mal im Krankenhaus? Mussten Sie schon mal über viele Stunden und Tage hinweg eine weiße Wand anstarren, und hätten Sie sich nicht eine farbliche, den Geist anregende Unterbrechung gewünscht? Eine geistige Anregung mit vielleicht sogar biografischem Bezug, etwas, an das man gerne erinnert wird?

Das imaginäre Fenster kann da Abhilfe schaffen.

Material
- großformatiger Bilderrahmen (mindestens Größe DIN A2)
- Klebestreifen in gewünschter Farbe, der sich gut vom späteren Hintergrund abhebt (weiß, braun, rot)
- großformatiges Foto oder ein Bild, das den Ausblick simuliert
- Material, das für die Ergänzung mit einer Fensterbank gebraucht wird, z. B. Holz, in der Länge angepasst an den Bilderrahmen (gibt es in der Regel im Baumarkt als Set), Schrauben, Dübel, Bohrmaschine und einen Handwerker sowie die Genehmigung, diese Fensterbank anzubringen.

Tipp
Wenn Sie wollen, können Sie auch eine Vorhangstange (Vorhangstange, Halterungen, Schrauben, Dübel, Bohrmaschine, Handwerker und Genehmigung) anbringen. Daran können Sie Vorhänge drapieren. Somit ist die Wirkung des Fensters besser unterstrichen.

Durchführung

Den beengenden »Lebensraum Bett« kann man mit einem Bilderrahmen vergrößern. Aus diesem simplen Bilderrahmen wird mittels eines großformatigen Fotos, das den Rahmen ganz ausfüllt, und gut sichtbarer Klebestreifen ein »Sprossenfenster« mit »Aussicht« kreiert und simuliert. Das Bild wird in Sichthöhe des Betroffenen (dem Bett angepasst, meist in Höhe von 100–120 cm vom Boden an gemessen) an der Wand angebracht. Das »imaginäre Fenster« kann entsprechend des Jahreskreises – monatsbezogen, jahreszeitbezogen, an einer kulturellen Ausrichtung orientiert – gestaltet werden. Dieser ja lediglich optische Trick sorgt für mehr Anregung und lädt förmlich ein, neue Anreize zu schaffen. Anreize, den sozialen sowie biografischen Lebensraum ein bisschen zu erhalten. Nutzen Sie das Bild, um mit dem Bettlägerigen ins Gespräch zu kommen. Erfahren Sie Details aus seiner Vergangenheit und greifen Sie Gesprächsinhalte für weitere Anregungen auf.

Ein imaginäres Fenster kann auch sehr gut durch eine Fensterbank erweitert werden. Darauf können Sie z. B Vasen oder kleine Blumentöpfe drapieren. Dinge, die von Enkelkindern bzw. anderen Familienangehörigen oder -zugehörigen gestaltet wurden, werden auch in Sichthöhe des Pflegebedürftigen angebracht. Im Idealfall wird auf der Fensterbank des imaginären Fensters das Selbstgebastelte für einige Zeit angebracht. Es ist gegenüber der hilfe- und pflegebedürftigen Person ein Zeichen von Wertschätzung und Anerkennung, wenn selbst gefertigte Dinge der betroffenen Person oder Mitbringsel von Kindern/Enkeln »zur Schau gestellt werden«. Was nicht sichtbar angebracht wird, sollte in einer individuellen »Erinnerungskiste« gesammelt werden.

4.3 Fotoalbum

Fotos, Bilder, Schnappschüsse sind Erinnerungen an besondere Lebensereignisse, an Lebenssituationen aus dem Alltag, an Menschen oder Orte, die man gekannt bzw. besucht hat. Heutzutage machen wir viele Fotos eben so im Vorbeigehen – mit unseren Kameras in den Mobiltelefonen sind wir dazu jederzeit in der Lage. Früher war das nicht so einfach möglich, man überlegte sich vielfach, wie das Motiv am besten in Szene gesetzt werden kann. Erinnern Sie sich, wann Sie das letzte Mal ein Foto mit einem Fotoapparat oder Sofortbildkamera und sich Gedanken zum Motiv, der Perspektive, dem Licht etc. gemacht haben? Vielleicht sollte es ein Bild für »die Ewigkeit« sein, an das Sie sich im Alter erinnern möchten (oder Sie im Alter aktiviert, sich zu erinnern, falls die Erinnerungen im »Nebel des Vergessens« zu verschwinden drohen) oder das Sie mit ihren Kindern und Enkeln einmal teilen möchten.

Was passiert aber mit solchen Aufnahmen oder auch denen, die mal eben schnell per Handy gemacht wurden? Landen sie in einer Cloud oder in einem digitalen Fotoalbum. Oder drucken Sie es sich auf Papier aus und benutzen ein Album aus Papier und Pappe? Genau das haben noch viele Ihrer bettlägerigen Pflegebedürftigen getan.

Material
- Fotos aus der Vergangenheit und Gegenwart des Pflegebedürftigen
- Fotobücher oder -alben
- ggf. eine Digitalkamera oder Mobiltelefon, um neue Fotos zu machen
- ggf. Klebstoff oder Fotoecken
- ggf. Pappe oder verstärktes Tonpapier zum Aufkleben, Arrangieren und Gestalten von Fotos

Durchführung
Egal, wie Sie Ihre Erinnerungen bewahren. Sie entsprechen Ihrer Persönlichkeit und dem aktuellen Zeitgeschehen – genauso, wie es die Alben der bettlägerigen Person tun.

Nehmen Sie eines der Fotoalben Ihrer pflegebedürftigen Person oder ggf. auch ein eigenes zur Hand und betrachten Sie die Fotos gemeinsam mit der zu pflegenden Person. Schwelgen Sei gemeinsam in Erinnerungen und nutzen Sie die Präsenz der Bilder, um ins Gespräch zu kommen. Bieten Sie dem betroffenen Menschen an, auch jetzt Situationen mit der Kamera festzuhalten und nutzen Sie die Chance, gemeinsam ein neues Album anzulegen. Kleben Sie die ausgewählten Bilder zusammen in ein Fotoalbum (selbst gebastelt oder gekauft). Im Anschluss daran können Sie das Fotoalbum in einer Erinnerungskiste aufbewahren.

Nach Abschluss der Aktivierungsmaßnahme wird der hilfe- und pflegebedürftige Mensch wieder in eine angenehme Position gebracht. Eine Nachsorge bzw. Nachbetreuung des hilfe- und pflegebedürftigen Menschen gilt als selbstverständlich. Entsprechend der Reaktionen wird situationsgerecht auf ihn eingegangen.

4.4 Fantasiereise/Traumreise

Zu träumen kann die Seele beflügeln und den Geist befreien und in eine Entspannung münden. Haben Sie sich nicht schon mal gedanklich an den Ort Ihrer Träume begeben? Vielleicht waren Sie sogar schon direkt an diesem Ort anwesend und verbinden das Träumen mit Erinnerungen.

Ich habe so einen Traum-Ort, an den ich mich gelegentlich zurückziehe. Ich kenne ihn sehr gut, da ich an diesem Ort real eine geraume Zeit verweilen durfte. Wenn ich merke, dass mein Gemütszustand absinkt oder mein Stresslevel steigt, reise ich in Gedanken dorthin. Mein Traumreiseziel kann ich fühlen, riechen, hören. An diesem Ort verweile ich gedanklich so lange, bis ich meinen persönlichen Wohlfühllevel zurückgewonnen habe. Danach komme ich in die wirkliche Welt zurück. Diese Reise kann von einer Minute bis zu einer Stunde dauern. Das hängt ganz vom ausgehenden Gemütszustand ab. Therapeutisch werden diese Traum- oder Fantasiereisen schon seit vielen Jahren als Teil des Autogenen Trainings genutzt – viele Menschen schwören darauf, um abzuschalten und zu entspannen.

Sicherlich fragen Sie sich jetzt, wie das mit einer hilfe- und pflegebedürftigen, bettlägerigen Person funktionieren soll. Nun, Sie als pflege- und Betreuungsperson kennen die zu pflegende Person mit Sicherheit sehr gut und können abschätzen, in welchem Gemütszustand sie sich gerade befindet. Angenommen, die zu versorgende Person hat eine sehr angestrengte Mimik und hohe Körperspannung sowie weit geöffnete Augen, in denen sich vielleicht Angst oder Unwohlsein spiegelt, wäre das eine Situation, in der Sie eine Traum- bzw. Fantasiereise anbieten können.

Material

Es braucht eigentlich nicht mehr »Material« als Ihre Zeit, Ihre Stimme, Ihr Einfühlungsvermögen und einen ruhigen Ort, an dem Sie mit der pflegebedürftigen Person »verreisen« können.

Zudem benötigen Sie biografische Informationen über zu versorgende Person. Vielleicht mag die Person einen Spaziergang über eine wunderschöne Blumenwiese am frühen Morgen, wenn der Morgentau noch liegt und sich die Füße beim Gehen oder Laufen über die Wiese kühl und feucht anfühlen. Vielleicht mag sie aber lieber an die See verreisen, um dem Kreischen der Möwen zu lauschen und dabei herrlich frische und salzige Luft zu atmen, die die Lebensgeister weckt. Oder Sie haben es mit einer Person zu tun, die sich gerne im Weltraum aufhalten würde und von Planet zu Planet reisen möchte? Hier bedarf es dann einer ordentliche Portion Kreativität und Fantasie Ihrerseits.

Es empfiehlt sich, entsprechend der biografischen Informationen, eine individuelle Geschichte zu erstellen. Ist dies nicht möglich, können Sie auf geleitete Geschichten zurückgreifen. Es gibt aber auch CDs mit geführten Traumreisen. Wenn Sie diese benutzen möchten, benötigen Sie selbstverständlich auch ein Abspielgerät.

> **Definition** Was ist eigentlich eine Traumreise?
>
> Eine Traumreise ist eine geführte Gedankenverknüpfung zu imaginären oder auch realen Orten. Der Zuhörer wird eingeladen, seine Aufmerksamkeit und Konzentration sanft nach innen zu lenken und sich mit den Flügeln der Fantasie auf eine kleine Reise zu begeben. Diese Traum- bzw. Fantasiereise soll Kraft spenden und zu positiven Gedanken und Gefühlen verhelfen. Es ist eine Methode, Körper, Geist und Seele beim Regenerieren zu unterstützen.*
>
> * Vgl. https://www.meditationsuebung.de/phantasiereisen_info.html, abgerufen am 03.10.2019

Durchführung

Es gibt unterschiedliche Formen der Traum- bzw. Fantasiereise. Bitte orientieren Sie sich bei der Durchführung stets am Gesundheits- und Allgemeinzustand der hilfe- und pflegebedürftigen, bettlägerigen Person. Die folgenden Formen sind für pflegebedürftige Personen geeignet.

- Fantasiegeschichten sind gelungene Geschichten, die der eigenen Vorstellungskraft Raum geben. Sie sind geprägt durch Sätze wie »Stellen Sie sich vor!«
- Bei gelenkten Traum- bzw. Fantasiereisen wird die zu versorgende Person aufgefordert, sich ein inneres Bild vorzustellen und während der Reise aktiv (in Gedanken) mitzugehen. Ein kennzeichnendes Satzbeispiel hierfür ist: »Stellen Sie sich vor, Sie stehen am Ufer eines kleinen Baches. Das Gras ist nass und es riecht nach Kräutern ...«[13]

Wenn Sie die Traum- bzw. Fantasiereise bei hilfe- und pflegebedürftigen, bettlägerigen Personen anwenden, beachten Sie bitte, dass diese Aktivierungsmaßnahme **nicht** nur ein Sich-zur-Person-Setzen und Vorlesen ist, sondern aus mehreren Schritten besteht. **Idealerweise besteht eine Fantasiereise aus den folgenden fünf Schritten:**

1. **Vorbereitungsphase: (10 Minuten)**
   - Lüften Sie kurz durch.
   - Bringen Sie die hilfe- und pflegebedürftige Person in eine für sie angenehme und bequeme Position.
   - Sorgen Sie für eine angenehme Atmosphäre (leise Hintergrundmusik, leichte Raumbeduftung mit beruhigender Wirkung).
   - Sorgen Sie für Ruhe, indem Sie ein Schild mit »Bitte Ruhe!« oder »Bitte nicht stören!« oder »Ruhe – Traumreise!« an die Zimmertüre anbringen.[14]

---

[13] https://de.wikipedia.org/wiki/Fantasiereise, abgerufen am 03.10.2019
[14] Dieses Schild hängt nicht aus Spaß an der Türe! Dieses Schild schützt mitunter die Persönlichkeitsrechte der Person, die sich gerade in der Traum- bzw. Fantasiereise befindet! Niemand weiß, was die pflegebedürftige Person gerade erlebt. Welche Situation sie gerade durchlebt. Eine Nichtbeachtung wäre in jedweder Form unprofessionell und respektlos! Egal, ob die Aktivierungsmaßnahme im häuslichen Bereich oder in einer Einrichtung der stationären Langzeitpflege stattfindet!

2. **Einstiegsphase/Entspannungsphase (5 Minuten)**
   - Sitzen Sie neben dem Bett auf einem Stuhl, im Sichtfeld und greifbar für den Betroffenen.
   - Schweigen und Stille umhüllt die Situation – lassen Sie innere und äußere Ruhe einkehren.
   - Nutzen Sie für sich die Zeit, sich ebenfalls zu entspannen – die zu versorgende Person kann sich dadurch auch besser entspannen. Hilfe- und pflegebedürftige Personen sind sehr anfällig hinsichtlich Stressoren.
3. **Hauptphase (15–30 Minuten)**
   - Die fiktive Geschichte ist der Mittelpunkt.
   - Die Stimme beim Vortragen der Geschichte ist ruhig und langsam, es werden viele Pausen eingelegt.
4. **Rückkehrphase (1–3 Minuten)**
   - Fordern Sie die zu aktivierende Person auf, tief durchzuatmen. Atmen auch Sie tief durch – mehrmals hintereinander (3–5 Mal).
   - Falls die zu versorgende Person während der Traum- bzw. Fantasiereise eingeschlafen ist, lassen Sie sie schlafen! Sie ist jetzt tiefenentspannt. Das war doch ihr Ziel, oder?
5. **Abschlussphase**
   - Die leise Hintergrundmusik wird ausgeschaltet.
   - Die Raumbeduftung wird beendet und der Raum kurz durchgelüftet.
   - Führen Sie keine schnellen und hektischen Bewegungen durch!

Eine Nachsorge bzw. Nachbetreuung des hilfe- und pflegebedürftigen Menschen gilt als selbstverständlich. Entsprechend der Reaktionen wird situationsgerecht auf ihn eingegangen.

4.5 Umgebungsgestaltung – Milieugestaltung

Die Umgebung spielt im Leben eines jeden Menschen eine große Rolle und beeinflusst sein Wohlbefinden, egal in welche Lebenssituation er sich gerade befindet. Vor allem ältere Menschen fühlen sich in bekannten Räumen mit ihren eigenen Möbeln sicherer als in für sie fremden Räumen. Durch eine bewusste Umgebungsgestaltung werden Umgebungsfaktoren gezielt eingesetzt, um eine positive Wirkung auf die Psyche der Betroffenen auszuüben[15].

Überlegen Sie, wie würden Sie sich fühlen, wenn Sie – aus welchen Gründen auch immer – plötzlich ans Bett gefesselt sind und Ihnen alle Ihre Möbel weggenommen und gegen andere, unbekannt ausgetauscht werden würden? Ihre Möbel, Dekorationsstücke, Vorhänge, Bettwäsche etc., die Sie an die Vergangenheit erinnern, wären weg und Dinge, die Sie nicht kennen und vielleicht auch nicht mögen, wären auf einem Mal in Ihrem Zimmer. Sie würden sich wahrscheinlich fremd, entwurzelt, allein fühlen. Nichts, was Sie aktuell umgibt, gibt Ihnen Halt – seien es der Geruch des Sofakissens, das Material und die Farbe der Bettwäsche, das Licht im Zimmer. Auch das Mobiliar ist sehr hell, kaum vor der hellen Wand zu erkennen, zumal Sie ja mittlerweile auf eine Sehhilfe angewiesen sind, diese sicher verstaut im Nachttisch liegt und sowieso nicht mehr passt und Sie Kopfschmerzen davon bekommen ...

Um das Umfeld der hilfe- und pflegebedürftigen, bettlägerigen Person positiv gestalten zu können, bedarf es wieder einmal biografischer Informationen. Auch steht eine konstante einfühlsame Beziehung im Mittelpunkt, die durch Respekt geprägt ist. Grundsätzlich sollten beim Anwenden einer klassischen Umgebungsgestaltung folgende Grundregeln beachtet werden:[16]
- Eine Über-, aber auch Unterreizung sind zu verhindern.
- Kompetenz und Status der zu pflegenden Person werden unterstützt.
- Potenzielle Konflikte sind zu vermeiden.
- Soziale Kontakte werden dadurch gefördert.
- Die Umfeldgestaltung lädt dazu ein, die Gegenstände als Gesprächseinstieg zu nutzen.
- Es wird ein klares und zuverlässiges Umfeld vermittelt, welches Sicherheit und Geborgenheit gibt.

---

[15] Abderhalden, C. (2012): Milieugestaltung. In: Sauter, D., et. al. (Hrsg.) Lehrbuch psychiatrische Pflege, 3. Auflage, Huber Verlag, Bern
[16] Perrar, K. M. et al (2011): Gerontopsychiatrie für Pflegeberufe, Georg Thieme Verlag KG, Stuttgart

Zu den speziellen Aspekten bei den Gestaltungsmerkmalen des Interieurs gelten mitunter vorhandene Möbel, Bilder, Vorhänge und Dekorationsgegenstände. Einen wesentlichen Anteil am Wohlfühlfaktor hat die Farb- und Lichtgestaltung des Zimmers sowie das Vorhandensein oder Nichtvorhandensein von Haustieren. Manch einer ist es gewohnt, dass im Hintergrund ganz leise, kaum wahrnehmbar, Musik aus dem Radio ertönt oder der Fernseher läuft. Das heißt, für diese Person ist die sogenannte Dauerberieselung keine Daueraktivierung, sondern ein zum Umfeld gehörender Umstand. Eine Gewohnheit die für ihn zum Alltag dazugehört.

Als durchaus ungünstige Einflüsse erweisen sich ein durch Langeweile und Eintönigkeit geprägtes Umfeld oder eine Gestaltung, die einen förmlich »erschlägt« oder »erdrückt«. Ebenfalls als ungünstig erweist sich, den Lebensraum der hilfe- und pflegebedürftigen, bettlägerigen Person so zu gestalten, dass sie in ihrer sowieso schon auf ein Minimum reduzierten Privatzone, keine Möglichkeit hat, sich auch mal allein zu fühlen. Jeder von uns benötigt seinen privaten bzw. intimen Rückzugsort. Dieser sollte auch der hilfe- und pflegebedürftigen, bettlägerigen Person zugestanden werde. Auch im Hinblick dessen, dass die zu pflegende Person bereits in vollem Umfang ihre Privatheit sowie ihre Intimsphäre aufgeben musste.

Milieugestaltung kann Biografiearbeit unterstützen und erleichtern. Ziel dabei ist es, eine Atmosphäre zu schaffen, in der sich der Pflegebedürftige heimisch fühlt. Hierzu ist eine intakte Beziehung zwischen der Pflege- und/oder Betreuungskraft und der zu pflegenden Person wichtig. Nur wenn eine Beziehung intakt ist, vertraue ich einer anderen Person etwas an, was mir wichtig erscheint. Im Rahmen dieser vertrauensvollen Atmosphäre erkennt die Pflege- bzw. Betreuungsperson die Bezüge zur Biografie und wird die Umgebungsgestaltung entsprechend in die Wege leiten.

Es erweist sich als sinnvoll, das Zimmer den Jahreszeiten nach oder nach spirituellen Ritualen entsprechend zu dekorieren. Dies gibt Orientierung und Halt. Die Möbel müssen Ihnen nicht gefallen. Aber, wenn die hilfe- und pflegebedürftige, bettlägerige Person in der Zeit, in der sich noch nicht auf Hilfe angewiesen war, Chippendale oder Landhaus-Möbel oder was auch sonst in Ihrem Lebensumfeld hatte, sollten Sie der zu pflegenden Person eben mit diesem Mobiliar Sicherheit und ein Daheimgefühl vermitteln.

Besteht keine Möglichkeit, etwa aufgrund von Platzmangel, Möbel aus der entsprechenden Epoche in das Umfeld der zu pflegenden Person zu stellen, können große Wandbilder (Poster) eine zeitweise Lösung sein. Gestalten Sie den Raum, in dem das Pflegebett steht, freundlich und angenehm. Etwas Farbe an der Wand kann zum Wohlbefinden sehr beitragen.

Nachfolgend wird in einem tabellarischen Überblick (▶ Tab. 5) kurz erläutert, welchen Einfluss Farben auf das Gemüt der hilfe- und pflegebedürftigen, bettlägerigen vielleicht sogar gerontopsychiatrisch beeinträchtigen Person haben.

Wohnraumanpassung durch farbliche Akzente[17] [18]

Tab. 5: Einfluss von Zimmerfarben auf Stimmung und Befinden der Bewohner

Farbe	als Deckenanstrich	als Wandanstrich	als Bodenbelag	als Akzent
Blau	hell: himmelartig, erhöhend, geistig hegend, traumbildend dunkel: drückend	hell: kühlend, weitend, ermutigend, fern dunkel: kalt, vertiefend, sammelnd	hell: führend, erhebend, verfremdend dunkel: vertiefend, besonders als Teppich	gesättigt: auf rationale Entscheidung hinweisend
Schwarz	lochartig bis drückend, lastend, begrabend	verlieshaft, substanzfern	abstrakt, vertiefend, befremdend	vor hellem Hintergrund: Informationsträger

---

[17] https://www.nikodemuswerk.de/, abgerufen am 04.10.2015, zitiert in: Schweller G: Schulungsunterlagen zu Wohnraumanpassung in der Gerontopsychiatrie
[18] Muths Ch (2003): Farbtherapie. Mit Farben heilen – der sanfte Weg zur Gesundheit, München.

Farbe	als Deckenanstrich	als Wandanstrich	als Bodenbelag	als Akzent
Grau	schattend	neutral bis wellig	neutral, texturgemäß	untauglich
Weiß	leer	neutral, leer, avital, absolut	unbetretbar, berührungsfremd	untauglich
Rot	eingreifend, beruhigend, schwer	nähernd, aggressiv, in kleinen Räumen zu nah und laut	bewusstmachend, repräsentierend, »der rote Teppich«	alarmierend, handlungsauslösend
Orange	anregend, konzentrierend, leuchtend	wärmend, leuchtend, kommunikativ	motorisch erregend	blickführend, aktivierend
Gelb	leicht (wenn zitronengelb), leuchtend, anregend	bei satter Farbe eher erregend bis irritierend, wärmend	hochhebend, ablenkend, beruhigend, als Streifen: trennend	blickanziehend mit schwarz: warnend
Grün	hegend, deckend Vorsicht: evtl. Reflexe auf Gesichtsfarbe	umgrenzend, sichernd, beruhigend grell: irritierend	natürlich bis zu einem gewissen Sättigungsgrad, auch weich, trittfreudig, erholsam	nur in hoher Sättigung als Kontrast zu nicht grünen Grund beachtet
Türkis	kühlend	spannend, wie Bogenspannen	glatt: kalt, rutschig	wie »Grün«
Rosa	hauchartig: je nach Individuum auch tröstlich oder auch zu intim	aggressionshemmend, substanzfern bis schwächlich; süßlich wenn nicht vergraut oder lasiert	berührungsfremd, überzart, kaum akzeptiert außer im Intim-Pflegebereich	ungeeignet bis auf spezifische Hinweise im Intimbereich

4.6 Die individuelle Schatzkiste – Erinnerungskiste/Ritualkoffer

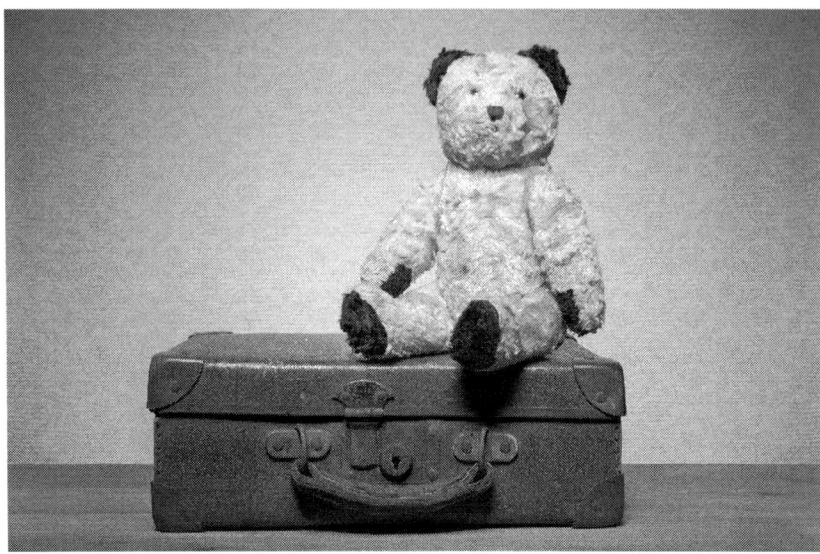

Abb. 7: Der Erinnerungskoffer enthält ganz persönliche Schätze, die von Zeit zu Zeit hervorgeholt werden sollten.

An einer anderen Stelle, etwas weiter vorne, habe ich bereits das Thema Rituale aufgegriffen (▶ Kap. 4.1.1) (▶ Kap. 4.5). Egal in welcher Phase des Lebens sich ein Mensch befindet, Rituale begleiten ihn von Anfang bis Ende. Damit vielleicht vergangene Rituale nicht in Vergessenheit geraten, kann man sie mit Gegenständen verknüpfen und so quasi archivieren und bei Gelegenheit hervorholen.

Material
- Erinnerungskiste, Ritualkoffer mit Gegenständen und Dingen, die mit der jeweiligen Person im Zusammenhang stehen.

Gut geeignet dafür ist eine Kiste oder besser eine Schachtel. Darin werden alle Gegenstände aufbewahrt, die gebastelt oder gemalt wurden, Fotos, kleine Geschenke von Enkeln, Urenkeln oder Kinder, Postkarten, Glückwunschkarten – alles was sich seit Beginn der Pflegebedürftigkeit angesammelt hat.

> **Wichtig** **Was wird gesammelt?**
>
> Bei der Arbeit mit der Erinnerungskiste sowie dem Ritualkoffer werden symbolische Dinge gesammelt, die den Lebensweg der hilfe- und pflegebedürftigen, bettlägerigen Person bis hin zur letzten Phase des Lebens bei der Gestaltung und Begleitung unterstützen. Dinge, die die Person mit bestimmten Personen oder Ereignissen in Zusammenhang bringt und die bestenfalls positiv »besetzt« sind.
> Es geht um Gegenstände, die immer zum Leben der hilfe- und pflegebedürftigen, bettlägerigen und sich vielleicht am Ende des Lebens befindlichen Person gehört haben oder ihr besonders wichtig waren oder geblieben sind, z. B. Ring, Uhr, Briefe, Zigarette, Wolle, Buch, Stein, Hochzeitsfoto etc.
> Das Sammeln der Symbole ergibt eine »Schatzkiste« von einem Lebensweg. Zugleich kann auch ein großes Thema in einer vertrauten Beziehung über einen längeren Zeitraum repräsentiert werden, z. B. Hochzeit, Freundschaft etc.

Durchführung

Um eine Erinnerungskiste bzw. einen Ritualkoffer bestücken zu können, ist eine stete Erinnerungsarbeit erforderlich. Wenn Sie wollen, können Sie auch beides – einerseits eine Erinnerungskiste und andererseits einen Ritualkoffer – anlegen. Je nach Aktivierungsangebot und vorhergehender Situation, können Sie einen der beiden zur Hand nehmen und damit biografisch arbeiten. Ob eine Auseinandersetzung mit Fotos oder Symbolen gewählt wird, bestimmt und fühlt der Mensch selbst am besten, um dessen »Leben« es geht.

Eine Nachsorge bzw. Nachbetreuung des hilfe- und pflegebedürftigen Menschen gilt als selbstverständlich. Entsprechend der Reaktionen wird situationsgerecht auf ihn eingegangen.

4.7 Snoezelen – die besondere Art der Entspannung

Snoezelen ist eine Wortkombination aus »snuffelen«, was Schnüffeln, Schnuppern bedeutet, und »doezelen«, was Dösen bedeutet. Der Begriff kommt aus Holland. Snuffelen bezieht sich auf die Stimulierung unserer Sinne (Sehen, Hören, Schmecken, Riechen, Fühlen) und doezelen umfasst alle Sinneserfahrungen wie Geborgenheit, Körperkontakt, Sich-wohl-Fühlen etc. Das heißt, dass Snoezelen eine Aktivierungsmaßnahme darstellt, die es ermöglicht, der hilfe- und pflegebedürftigen, bettlägerigen Person grundlegende Sinnerfahrungen zu machen. Sowohl den Tastsinn betreffend als auch die gefühlsbetonten und wahrnehmenden Bereiche.[19]

Snoezelen verfolgt somit einen mehrdimensionalen Zweck. Über Licht-, Klang- und Tonelemente sowie über Aromen sollen bestimmte Sinnesempfindungen ausgelöst werden. Diese wirken auf die verschiedensten Wahrnehmungsbereiche der zu versorgenden Person entweder entspannend oder aktivierend.

Dieses psychosoziale Betreuungsangebot wird in der Regel gezielt ausgewählt, denn es steuert und ordnet Reize, es weckt Interesse und ruft Erinnerungen hervor. Snoezelen hat die Aufgabe, Wohlbefinden zu erzeugen. In der vorgesehenen ruhigen Atmosphäre können der hilfe- und pflegebedürftigen, bettlägerigen Person, Ängste und Unwohlsein genommen und Wohlbefinden sowie Geborgenheit gegeben werden.

Es gibt verschiedene Arten der Snoezelen-Anwendung: zum einen den Snoezelen-Raum und zum anderen den Snoezelen-Wagen. An dieser Stelle stelle ich Ihnen eine dritte Art der Snoezelen-Anwendung vor: die Anwendung unmittelbar im Lebensraum Bett. Das Bett wird so zum Snoezelen-Raum. Das nächste Umfeld, die vorhandenen 1,9 m² des Bettes (▶ S. 9, 16) werden zum Snoezelen-Raum umfunktioniert.

---

[19] Vgl. Wippich, M (2006): Snoezelen – Sinnesanregung mit therapeutischer Wirkung, München, GRIN Verlag, https://www.hausarbeiten.de/document/110983, abgerufen am 03.10.2019

Material

- weiße Bettwäsche, weiße Tischdecken, Hand- oder Duschtücher (Wichtig: die Textilien dürfen keine farbigen Akzente haben.)
- Leuchtmittel: wie z. B. eine Lavalampe, LED-Leuchtfäden, Lichterkette oder Lichternetz (farbig ggf. mit Lauflicht), Nachttischlämpchen mit farbigem Licht (Farbleuchtmittel)
- kleine Diskokugel (maximaler Durchmesser 20 cm)
- Verneblerlampe
- CD-Player bzw. Musik- oder Tonträger
- Tisch oder Nachttisch oder Betttablett
- Duftlampe
- Decke

Das weitere Material orientiert sich danach, welche Sinne Sie anregen möchten. Es sind z. B. Duftöle.

Durchführung

Das Pflegebett wird auf eine normale Höhe gestellt (Kniehöhe, nicht etwa Niederflur oder Bodentiefe). Die zu aktivierende Person wird in eine für sie angenehme Position gebracht. Dies kann in Seitenlage, auf dem Rücken (flach oder bis 60 Grad Hochlagerung) oder in Embryonalstellung sein. Die zu pflegende Person soll sich wohlfühlen.

Überlegen Sie sich im Vorfeld oder entscheiden Sie aus der Beobachtung heraus, welche Sinne Sie anregen und welche Sinneserfahrungen Sie ermöglichen möchten. Die nachfolgenden Leitsätze dienen als Orientierungshilfe:

- Lichteffekte müssen gezielt eingesetzt werden!
- Maximal zwei Sinne parallel »fordern und fördern«.
- Olfaktorische Sinnesreizung (Geruchsinn) mit Maß und Ziel – weniger ist mehr!
- Taktil-haptische Sinnesförderung – arbeiten Sie z. B. mit einer Decke und Kissen (Sofagefühl erzeugen).
- Vestibuläre Stimulation – den Pflegebedürftigen z. B. in den Arm nehmen und wiegen.
- Körpergrenzen aufzeigen – legen Sie eine Decke um den Körper und formen ihn nach.
- Akustische Stimulation – achten Sie auf die Lautstärke!

> **Wichtig — Beachten Sie!**
>
> Die Anwesenheit der Pflege-/Betreuungsperson während der Anwendung ist zwingend erforderlich, um bei »Nebenwirkungen« sofort reagieren zu können und die Maßnahme ggf. zu beenden. Auch wenn diese Aktivierung zunächst passend erscheint, ist sie nicht zwingend für jede Person geeignet!

Jetzt bringen Sie der zu aktivierenden Person den Snoezelen-Raum ins Bett. Decken Sie das Bett (Zudecke, Kopfkissen, Bettseitenteile) mit weißer Bettwäsche, einer Tischdecke oder Hand- bzw. Duschtüchern ab. Der Bettgalgen (falls vorhanden) wird ebenfalls miteinbezogen. Hierfür eignet sich eine weiße Tischdecke aufgrund der Größe am besten. Machen Sie daraus einen sogenannten Baldachin. Die Triangel am Bettgalgen sollte für die Zeit der Snoezelen-Anwendung entfernt werden.

Sie haben sich für die Stimulation von Geruch- und Sehsinn entschieden. Das bedeutet, Sie benötigen Leuchtmittel und Duftöl.

Je nachdem, welches Leuchtmittel Sie verwenden wollen, bringen Sie es nun an die von Ihnen gewünschte Stelle bzw. an die Stelle, die für die pflegebedürftige Person am wirkungsvollsten ist. Angenommen Sie entscheiden sich für die Lavalampe und ein Beleuchtungsnetz mit sanftem weißem Licht. Die Lavalampe können Sie auf den Beistelltisch neben das Bett stellen (wenn sich die pflegebedürftige Person in Seitenlage befindet) oder auf das Betttablett (wenn sich die zu pflegende Person in Rückenlage befindet). Das Beleuchtungsnetz legen Sie über den vorbereiteten Baldachin. Eine Duftlampe stellen Sie auf den Beistelltisch oder das Nachtkästchen (Vorsicht! Es geht nicht um Raumbeduftung, ein Tropfen Duftöl ist absolut ausreichend – weniger ist mehr).

> **Wichtig** Sorgen Sie für die richtige Atmosphäre, indem Sie ...
>
> den Raum abdunkeln, in dem sich die hilfe- und pflegebedürftige, bettlägerige Person aufhält, und an der Tür ein Bitte-Ruhe-Schild oder Bitte-nicht-stören-Schild anbringen. Dieses Schild hängt nicht aus Spaß an der Tür! Es schützt mitunter die Persönlichkeitsrechte der Person, die gerade in der Snoezelen-Sequenz ist. Niemand weiß, was die pflegebedürftige Person gerade erlebt. Welche Sinneserfahrung sie gerade macht. Eine Nichtbeachtung ist in jedweder Form unprofessionell und respektlos! Egal ob die Aktivierungsmaßnahme im häuslichen Bereich oder in einer Einrichtung der stationären Langzeitpflege stattfindet!

Jetzt beginnt die Snoezelen-Arbeit. Sie als Pflege- oder Betreuungsperson haben die Aufgabe sich so hinzusetzen, dass Sie nicht im Fokus der zu aktivierenden Person sind. Etwas abseits des Geschehens. Jedoch sollten Sie den Überblick über die Gesamtsituation behalten. Sie müssen, wenn es die Sachlage verlangt, schnellstmöglich reagieren! Die angebrachten Materialien dürfen nun ihre Wirkung zeigen. Die Lavalampe leuchtet zum einen und zum anderen beginnt die sich darin befindliche Masse zu bewegen. Parallel dazu verströmt die Duftlampe einen leichten Hauch des ausgewählten Aromas.

Beispielhaft beschreibe ich hier eine weitere mögliche Maßnahme: Das Bett wird wie oben beschrieben vorbereitet. Für eine angenehme Atmosphäre und Ruhe wird gesorgt. Die Person, mit der Sie die Snoezelen-Aktivität durchführen, hat ihren Beruf geliebt. Beruf und Hobby waren eins. Denn die Person war mit Leib und Seele Jäger. Ein Jäger ist viel in der freien Natur unterwegs. Im Wald. ... Nun, Sie können den Raum mit grünem Licht fluten. Sie können das imaginäre Fenster mit einem Bild mit Blick in den Wald bestücken, auf das ggf. vorhandene Fensterbrett stellen Sie kleine Rehe, Hasen, Tannenzapfen. Als Duftnote wählen Sie Tannen oder Fichtenöl. Der biografische Bezug ist gegeben.

>
> **Info**
> Dem Ideenreichtum und der Vielfalt beim Snoezelen sind nahezu keine Grenzen gesetzt. Lassen Sie sich von der pflegebedürftigen Person, ihrer Biografie, Ihrem eigenen Einfallsreichtum und den Materialien inspirieren.

Nach Abschluss der Aktivierungsmaßnahme, wird der hilfe- und pflegebedürftige Mensch wieder in eine angenehme Position gebracht. Eine Nachsorge bzw. Nachbetreuung des hilfe- und pflegebedürftigen Menschen gilt als selbstverständlich. Entsprechend der Reaktionen wird situationsgerecht auf ihn eingegangen.

4.8 Märchen: »Es war einmal …«

Jeder kennt sie aus der eigenen Kindheit: Märchen und Geschichten. Manchmal haben sie uns ein wenig das Fürchten gelehrt, manchmal zum Lachen gebracht und manchmal auch zum Weinen. In jedem Fall haben sie zum Nachdenken angeregt – denn Märchen haben ihren ganz eigenen Weg, Themen aufzugreifen und zu vertiefen. Die Gebrüder Grimm, Hans Christian Andersen und viele andere haben sie aufgeschrieben und verbreitet. Über Generationen wurden und werden sie erzählt, vorgelesen und sind Stoff für Theater und Film. Erinnern Sie sich an Ihre Lieblingsgeschichte bzw. Ihr Lieblingsmärchen? Bestimmt.

Lassen wir nun die Märchen mal in einem etwas anderen Gewand erscheinen: Nutzen wir sie als Möglichkeit, den hilfe- und pflegebedürftige, bettlägerige Personen Abwechslung, Spaß und Freude zukommen zu lassen. Und: Märchen müssen nicht immer nur vorgelesen werden. Märchen können mit wenig Aufwand lebendig gestaltet werden und so den Betroffenen weitaus mehr mitreißen.

Um das entsprechende Märchen lebendig zu gestalten, spielen Sie mit Ihrer Stimme. Lassen Sie den im Märchen befindlichen Dramaturgiebogen deutlich durch Betonungen, leises und lauteres, schnelles und langsames Sprechen erkennen. Untermauern sie die wichtigsten Elemente mit Ihrer Mimik und mit Gesten und nutzen Sie passende Gegenstände, um den Inhalt zu verdeutlichen.

Am Beispiel des Märchens »Schneewittchen und den sieben Zwergen« möchte ich Ihnen aufzeigen, was Sie dafür benötigen.

Material
- Märchenbuch oder Ausdruck des Märchens
- Gürtel
- Kamm
- Apfel
- Bild von Schneewittchen
- Zwerge (ggf. Gartenzwerge) oder Bild von Zwergen
- einen kleinen Teller, kleine Gabel, kleinen Löffel, kleines Messer, kleinen Becher
- Tischtablett
- Beistelltisch (für benötigte Gegenstände)
- Stuhl
- Etc. – selbstverständlich können Sie Ihrer Fantasie freien Lauf lassen und dieses Liste fortführen!

Durchführung
Die hilfe- und pflegebedürftige Person wird in Rückenlage/Oberkörperhochlage positioniert. Das Bett wird auf angemessene Höhe eingestellt, sodass Sie sich auf Augenhöhe mit der zu aktivierenden Person befinden. Brille und Hörgeräte werden angebracht.

Das Betttablett stellen in das Sichtfeld der zu aktivierenden Person. Nach und nach zeigen Sie der zu aktivierenden Person alle Gegenstände, die Sie für das Märchen ausgewählt haben. Vielleicht kann sie anhand der gezeigten Gegenstände erkennen, um welches Märchen es sich handelt. Unabhängig davon, ob die Person das Märchen erkennt oder nicht, beginnen

Sie im Anschluss daran, das Märchen vorzulesen. An den entsprechenden Stellen des Märchens beziehen Sie die benannten Gegenstände mit ein. Unterbrechen kurz das Vorlesen und zeigen den Gegenstand der hilfe- und pflegebedürftigen, bettlägerigen Person. Wenn möglich, geben Sie ihr den Gegenstand in die Hände und lassen Sie ihn fühlen und ertasten. Vielleicht muss das Märchen an dieser Stelle auch kurz unterbrochen werden, weil sich der bettlägerige Mensch ermuntert fühlt, über den Gegenstand oder über Ereignisse zu sprechen, die er damit verbindet. Lassen Sie sich gerne darauf ein, denn es geht hier primär nicht um das Vorlesen des kompletten Märchens, sondern um die Aktivierung und das Wohlbefinden der betroffenen Person.

Diese Vorgehensweise können Sie über das gesamte Märchen hinweg so durchführen. Prinzipiell ist die Aktivierungsmaßnahme für jedes Märchen und mit jeder Geschichte durchführbar. Wenn Sie sehr kreativ sind, können Sie das Märchen bzw. die Geschichte auch etwas abwandeln und eine persönliche Note reinbringen. Ist es der hilfe- und pflegebedürftigen, bettlägerigen Person möglich, selbst Teile des Märchens/der Geschichte zu erzählen, so binden Sie sie in das Geschehen aktiv mit ein.

> **Wichtig** **Märchen sollten nicht belasten!**
>
> Achten Sie aber darauf, dass die Märcheninhalte nicht zu belastend für den Pflegebedürftigen sind. Einige Märchen enthalten auch grausame oder sehr traurige Inhalte. Hier sollten Sie sicherstellen, dass der mentale Zustand Ihres Pflegebedürftigen nicht leidet.
> Generell sollte diese Art der Aktivierung die Zeit von 15–30 Minuten nicht überschreiten. Denn das konzentrierte Zuhören ist sehr anstrengend und sollte die Betroffenen nicht erschöpfen.

Eine Nachsorge bzw. Nachbetreuung des hilfe- und pflegebedürftigen Menschen gilt als selbstverständlich. Entsprechend der Reaktionen wird situationsgerecht auf ihn eingegangen.

4.9 Glaubensrituale und Spiritualität

In der heutigen Zeit wird der Glaube sehr unterschiedlich betrachtet und wahrgenommen: Es existieren verschiedene Religionen nebeneinander und werden von ihren Anhängern mal mehr oder mal weniger intensiv »gelebt«. Viele Menschen bezeichnen sich als spirituell oder gläubig, völlig unabhängig von einer Religion oder eines bestimmten Glaubens. Wieder andere bezeichnen sich als gänzlich ungläubig, atheistisch oder unreligiös.

> **Wichtig** **Stellenwert der Religion und des Glaubens**
>
> In der Versorgung Ihrer Pflegebedürftigen sollten Sie wissen, welche Wertigkeit die Religion und die Ausübung des Glaubens für die zu versorgende Person in deren Leben hat oder hatte? Stellen Sie sich die folgenden Fragen:
> - Hat die hilfe- und pflegebedürftige, bettlägerige Person Kraft aus ihrem Glauben geschöpft?
> - War ihr Leben von religiösen Ritualen wie dem Singen von gottesfürchtigen Liedern oder dem regelmäßigen Beten geprägt?
> - War der regelmäßige Besuch eines Gottesdienstes wichtig?
> - Hat sich die Person aktiv in der eigenen Gemeinde oder in anderen spirituellen Gruppen engagiert?
> - Inwiefern hatten der Glaube oder die Spiritualität Einfluss auf den Alltag der zu pflegenden Person?
>
> Inwieweit diese Riten für die hilfe- und pflegebedürftige Person von Wichtigkeit sind, sollte im Rahmen biografisch orientierter Gespräche ermittelt werden.

Sind die pflege- und hilfebedürftigen Menschen gläubig und für spirituelle Dinge empfänglich, können sich die Pflege- und Betreuungskräfte an den in den Folgekapiteln beschriebenen Ritualen orientieren und auf Wunsch auch in dieser Hinsicht aktivieren. Sie können den zu Pflegenden anbieten, mit ihnen zu singen, zu beten, aus dem Glaubensbuch vorzulesen, den Gottesdienst im TV anzusehen oder zusammen die entsprechenden Glaubensgegenstände wie einen siebenarmigen Leuchter, Gebetsteppich, Kreuz, Rosenkranz, Bilder von hinduistischen oder buddhistischen »Heiligen« anzusehen. Was genau den Pflegebedürftigen anspricht, gilt es vorab herauszufinden. Dafür ist ein »Grundwissen« über gängige Rituale und Praktiken von Vorteil.

Den Pflegebedürftigen sollte man jedenfalls immer den entsprechenden Feiertag der jeweiligen Glaubensrichtung mitteilen und wenn möglich die entsprechenden Rituale an diesem Tag ermöglichen. Für viele Betroffenen ist das (Er)Leben der entsprechenden Rituale sehr wichtig. Sie sollten auf jeden Fall tagesaktuell im Betreuungs- und Pflegemittelpunkt stehen. Nicht zu vergessen ist hier der biografische Bezug der Person zu Ritualen und zum Glauben im Allgemeinen.

Glaubensrituale können sich häufig auch regionsbezogen unterschiedlich orientieren.

Beispiel: Weihnachten

Im Katholizismus (jedenfalls in meiner Familie und anderen Familien in Niederbayern) gehört es zur Tradition, dass vor der Bescherung, die Dunkelheit eingetreten ist, dass das Abendessen stattgefunden hat, die Weihnachtsgeschichte vorgelesen wird und ein Glöckchen das »Christkind« ankündigt: Erst dann wird das Wohnzimmer aufgeschlossen.
Vor dem Geschenkauspacken werden Weihnachtslieder gesungen – auch das einzige Mal das Lied »Stille Nacht« – es läutet einmalig die Weihnachtsnacht ein. Am späten Abend wird die Christmesse besucht oder mit Kindern bereits am Nachmittag die Kindermette.
Jeder Festtag im spirituellen, Jahreskreis des Glaubens beinhaltet eigene Rituale und Traditionen.

4.9.1 Die Weltreligionen

Es gibt fünf sogenannte Weltreligionen. Dazu zählen das Christentum, das Judentum, der Islam, der Buddhismus und der Hinduismus. Diese Glaubensgemeinschaften haben weltweit die meisten Glaubensanhänger. Da es weltweit unzählige Religionen und Glaubensrichtungen gibt, wird hier stellvertretend auf die fünf Weltreligionen und den daraus entsprungenen Ritualen eingegangen. Die Ausführungen hierzu sollen Ihnen ein Grundverständnis vermitteln, damit Sie im Umgang mit den hilfe- und pflegebedürftigen, bettlägerigen Personen auf elementare Gegebenheiten vorbereitet sind und darauf eingehen können. Denn gerade in Zeiten von Krankheit und eigener Pflegebedürftigkeit gewinnen Aspekte des Glauben und der Spiritualität bei vielen Menschen an Gewicht und treten (wieder) ins Bewusstsein der Betroffenen oder gar in den Vordergrund. Umso wichtiger ist es, bei diesem sensiblen Themenbereich entsprechende individuelle Unterstützung zu leisten und/oder diese Aspekte sogar als Aktivierungsmöglichkeit zu nutzen. Daher möchte ich Ihnen die fünf Weltreligionen kurz darstellen.

Das Christentum[20] [21]
Das Christentum ging vor rund 2000 Jahren aus dem Judentum hervor, seine Anhänger werden Christen genannt. Die Christen glauben, dass Jesus von Nazareth, ein jüdischer Wanderprediger, der Sohn Gottes ist. Jesus von Nazareth trat etwa zwischen seinem 28.–30. Lebensjahr auf. Da die damals herrschenden Römer in ihm einen Aufwiegler sahen und um ihre Herrschaft fürchteten, wurde er in Jerusalem zum Tod am Kreuz verurteilt. Jedoch ist er am dritten Tage wieder auferstanden von den Toten. Seine Jünger erkannten nach der Kreuzigung in Jesus von Nazareth und seiner Auferstehung den Sohn Gottes und den vom Judentum erwarteten Messias. In den Bekenntnissen nennen die Christen ihn Jesus Christus, welches in den Schriften des neuen Testaments niedergeschrieben ist.

»Christus« bedeutet »der Gesalbte«. Gesalbte waren ganz besondere Menschen, z. B. Könige wie König David zu dieser Zeit. »Jesus Christus« bedeu-

---
[20] https://klexikon.zum.de/wiki/Christentum, abgerufen am 27.09.2019
[21] https://de.wikipedia.org/wiki/Christentum, abgerufen am 27.09.2019

tet also »der gesalbte Jesus«. Der Name sagt auch, dass Jesus der erwartete Retter ist und hieraus entspringt der Begriff »Christentum«.

Der Kern der christlichen Religion rührt aus dem Selbstverständnis der bedingungslosen Liebe Gottes gegenüber den Menschen und der gesamten Schöpfung. Jesus Christus ist im christlichen Glaubensverständnis zugleich wahrer Gott und wahrer Mensch.

Jede Gesellschaft, so auch die christliche Glaubensgemeinschaft, braucht ihre Regeln. Das christliche »Grundgesetz« bilden quasi die Zehn Gebote, die Moses einst auf dem Berg Sinai empfangen hat. Die Zehn Gebote enthalten eine Liste religiöser und ethischer Regeln, die eine grundlegende Bedeutung haben. Je nachdem, welcher Konfession der christlichen Kirche man angehört, haben die Gebote leicht unterschiedlichen Wortlaut. Die Kurzfassung der Zehn Gebote nach dem Katechismus der katholischen Kirche lautet: Ich bin der Herr, dein Gott.

Die zahlreichen Konfessionen, die sich im Laufe der Jahrhunderte innerhalb des Christentums bildeten, lassen sich in fünf Hauptgruppen unterteilen: römisch-katholisch, orthodox, protestantisch, anglikanisch und Pfingstbewegung.

Weltweit gibt es geschätzt zwei Milliarden Christen. Das sind fast 29 Prozent der Gesamtbevölkerung.

Die 10 Gebote (römisch-katholisch)
1. Du sollst keine anderen Götter neben mir haben.
2. Du sollst den Namen Gottes nicht verunehren.
3. Du sollst den Tag des Herrn heiligen.
4. Du sollst Vater und Mutter ehren.
5. Du sollst nicht töten.
6. Du sollst nicht ehebrechen.
7. Du sollst nicht stehlen.
8. Du sollst nicht falsch gegen deinen Nächsten aussagen.
9. Du sollst nicht begehren deines Nächsten Frau.
10. Du sollst nicht begehren deines Nächsten Gut.

Rituale im Christentum[22][23]
- Sonntag ist Ruhetag.
- Sonntäglicher Besuch des Gottesdienstes
  - Katholische Kirche: Heilige Messe
  - Evangelische Kirche: Gottesdienst
  - Orthodoxe Kirche: Heilige Liturgie
- Gebete, Gesänge und Verkündigung des Evangeliums
- Ablegen der Beichte
- Empfangen der heiligen Sakramente (Taufe, Kommunion, Firmung/Konfirmation, Ehe, Krankensalbung)
- Fasten in der Fastenzeit (40 Tage vor Ostern von Aschermittwoch bis Karsamstag)

Wichtige Feiertage[24]
Im christlich geprägten Kulturkreis findet man eine jährlich wiederkehrende festgelegte Abfolge religiöser Feste. Diese Abfolge wird auch als Kirchenjahr bezeichnet. Wichtige Feiertage, Feste und Festkreise sind
- Weihnachtsfestkreis
- Adventszeit
- Weihnachtszeit
- Fastenzeit
- Osterfestkreis
- Ostern
- Pfingsten
- Aus der Bibel vorlesen
- Gottesdienst im TV ansehen (kombieren mit begrenztem Fernsehen)
- Festivitäten ans Bett bringen (Kombination mit Kochen und Backen – Osterbrot, Plätzchen backen; Fastenspeise (meist Kartoffelsuppe) zubereiten etc.

---

[22] https://m.dija.de/toolbox-religion/glaubenspraxis/religioese-rituale-alltagsrituale-feste/christentum/, abgerufen am 27.09.2019
[23] NN (2017): Mach dich schlau!, Was denkst du?, Macht was zusammen. Aktion Schulstunde zur ARD-Themenwoche, Rundfunk Berlin-Brandenburg: 8f.
[24] https://m.dija.de/toolbox-religion/glaubenspraxis/religioese-rituale-alltagsrituale-feste/christentum/, abgerufen am 27.09.2019

- Im Rahmen der Sterbebegleitung können Gebete, Lieder, Vorlesen zur Anwendung kommen.
- Wichtig sind die Anwesenheit einer Person sowie Ruhe und Natürlichkeit.

Mit christlichen Pflegebedürftigen kann man entsprechend ihrer Bedürfnisse und Vorlieben etwa gemeinsam aus der Bibel lesen oder vorlesen, Gottesdienste im TV ansehen, Utensilien zu bestimmten christlichen Festivitäten ans Bett bringen (hierbei sind auch Kombinationen mit den Aktivierungen »Kochen und Backen« denkbar – Osterbrot, Weihnachtsplätzchen backen; Fastenspeise zubereiten etc.). Im Rahmen der Sterbebegleitung können Gebete, Lieder und das Vorlesen zur Anwendung kommen.

Das Judentum

Die jüdische Religion ist fast 4000 Jahre alt. Der Begriff »Jude« geht auf das hebräische Wort yehudi zurück, was die Angehörigen des Stammes Juda bezeichnet. Die Juden glauben, wie die Christen, an einen einzigen Gott, dieser Gott heißt Jahwe. Im Gegensatz zu anderen Weltreligionen sehen sich Juden nicht nur als Religionsgemeinschaft, sondern auch als Volk Gottes. Jude zu sein bedeutet auch, dass man eine bestimmte Kultur, Gebräuche und Ideen wichtig findet. Durch den Bund mit Gott haben sich die Juden verpflichtet, alle göttlichen Gesetze einzuhalten. So soll sich die göttliche Prophezeihung erfüllen: Der Messias kommt und die Verstorbenen werden in die kommende Welt eingehen.

Der wichtigste Wochentag ist der Samstag, Schabbat genannt. Samstags gehen die Juden in ihr Gotteshaus, die Synagoge. Hier feiern sie ihre Gottesdienste und beten. Die heilige Schrift der Juden ist die Thora, die aus den fünf Büchern Mose besteht, die wiederum auch im Alten Testament der christlichen Bibel zu finden sind. Jüdische Gelehrte heißen Rabbiner.

Das Leben streng gläubiger Juden wird unter anderem durch die Speisegesetze bestimmt, die besagen, dass sämtliche Speisen und Getränke »koscher« sein müssen. Das bedeutet etwa, dass nur das Fleisch bestimmter Tiere gegessen werden darf. So werden Sie beispielsweise Schweinefleisch und Wild auf jüdischen Speisezetteln nicht finden, aber auch keine Meeresfrüchte. Ebenso ist es nicht koscher, Fleisch mit milchigen Zutaten zu mischen.

Streng gläubige jüdische Männer und Jungen tragen immer eine Kopfbedeckung, eine Kippa. Juden von höherem Rang tragen auffällige Hüte. Frauen und Mädchen tragen ausschließlich Röcke.

Die Zehn Gebote des Judentums finden sich in der hebräischen Bibel wieder. Im Urtext heißen sie »Die Zehn Worte, die Gott gesprochen hat«. Von jüdischen Gelehrten wurden die Zehn Gebote, mit minimalen Abweichungen voneinander, übersetzt.

Weltweit gibt es 13–15 Millionen Juden.

Die Lebensregeln im Judentum
Du wirst:
1. Gott als Herrn und Befreier aus Ägypten anerkennen.
2. Nur an einen Gott glauben und dir nicht vorstellen, wie er aussieht.
3. Gottes Namen in Ehren halten.
4. Am Schabbat ruhen und ihn feiern.
5. Deine Eltern ehren.
6. Nicht morden.
7. Nicht ehebrechen.
8. Nicht stehlen.
9. Nicht Falsches über andere sagen.
10. Niemanden beneiden.

Bevor die Juden die Zehn Gebote erhielten, galten für die die »Sieben Noachidischen Gebote«. Entsprechend der jüdischen Interpretation müssen sich Nichtjuden wenigstens an sie halten, um als gerechte Menschen zu gelten[25]. Diese Gebote gehören nach jüdischem und christlichem Glauben zu einem Bund zwischen Gott und Noah. Sie verbieten Mord, Diebstahl, Götzenanbetung, Unzucht, Brutalität gegen Tiere und Gotteslästerung. Außerdem fordern Sie die Menschen dazu auf, Gerichte einzuführen, die über die Gerechtigkeit wachen.[26]

---
[25] https://www.religionen-entdecken.de/lexikon/z/zehn-gebote-im-judentum, abgerufen am 27.09.2019
[26] https://www.religionen-entdecken.de/lexikon/n/noachidische-gebote, abgerufen am 27.09.2019

Rituale im Judentum[27]
- Der Schabbat ist der Höhepunkt der Woche. Streng gläubige Juden halten sich daran, am siebten Tag der Schöpfung zu ruhen und nicht zu arbeiten.
- Das Gebet – fromme Juden beten dreimal am Tag.
- Die Beschneidung der Jungen soll an den Bund erinnern, den Abraham einst mit Gott geschlossen hat. (Männliche Babys werden in der Regel am achten Lebenstag im Rahmen einer Zeremonie beschnitten.)
- Den koscheren Speisevorschriften folgen besonders gläubige Juden. Viele dieser »tauglichen« Speisenangebote finden sich der Thora oder dem Talmud.

Eine Besonderheit in dieser Glaubensrichtung ist das jüdische Jahr an sich. »Der jüdische Kalender« ist ein Lunisolarkalender, das heißt, dass er sich nach dem Mond richtet. Er wird aber durch den regelmäßigen Einschub eines zusätzlichen Monats so korrigiert, dass die einzelnen Monate jedes Jahres in die gleiche Jahreszeit fallen. Die Jahreszählung orientiert sich an der Schöpfung der Welt, die nach der jüdischen Überlieferung im Jahre 3761 vor der Zeit stattgefunden hat[28].

Info
Die Namen der Monate lauten:
1. Tischri (September–Oktober) 30 Tage
2. Cheschwan (Oktober–November 29 bzw. 30 Tage
3. Kislew (November–Dezember) 30 bzw. 29 Tage
4. Tewet (Dezember–Januar) 29 Tage
5. Schwat (Januar–Februar) 30 Tage
6. Adar (Februar–März) 29 Tage;
    im Schaltjahr wird hier ein zweiter Adar eingefügt

---

[27] https://www.planet-wissen.de/kultur/religion/judentum/pwiediemizwotgesetzeundrituale100.html, abgerufen am 28.09.2019
[28] https://www.zentralratderjuden.de/judentum/feiertage/, abgerufen am 28.09.2019

7. Nissan (März–April) 30 Tage
8. Ijar (April–Mai) 29 Tage
9. Siwan (Mai–Juni) 30 Tage
10. Tammus (Juni–Juli) 29 Tage
11. Aw (Juli–August) 30 Tage
12. Elul (August–September) 29 Tage

Jüdische Feiertage bzw. der Tag im Judentum beginnt bereits am Vorabend und endet am nächsten Tag kurz nach Einbruch der Dunkelheit. An den biblischen Feiertagen und am Schabbat herrschen Werkverbote, d. h. es dürfen keine Arbeiten verrichtet und kein Feuer gemacht werden; es wird nicht gekocht, nicht telefoniert, nicht ferngesehen etc.

Info
Die Feier- und Gedenktage lauten:
- Schabbat – wöchentlicher Ruhetag
- Rosch Haschana – das Neujahrsfest
- Jom Kippur – der Versöhnungstag
- Sukkot – das Laubblütenfest
- Schemini Azeret und Simchat Tora – das Schlussfest
- Chanukka – achttägiges Tempelweihfest
- Tu Bischwat – Neujahrsfest der Bäume
- Purim – Rettung der Juden in Persien
- Pessach – Fest der Befreiung aus der Sklaverei und des Auszugs aus Ägypten
- Schawuot – das Wochenfest
- Neuzeitliche Feiertage – unter anderem in Erinnerung an den Holocaust

Der Islam[29] [30]

Der Islam ist auf den Propheten Mohammed (oft auch Muhammad genannt) zurückzuführen. Er wurde um 570 n. Chr. als Sohn armer Eltern in Mekka geboren und gilt als der Verkünder des Islam. Zu jener Zeit wurden dort verschiedene Göttinnen und Götter von den Menschen verehrt, auch kannten viele den jüdischen und den christlichen Glauben.

Mohammed erschien um 610 n. Chr. der Engel Gabriel im Schlaf, der ihm die ersten Verse des Korans übermittelte und ihn dazu aufforderte, die Botschaft Gottes zu verkünden. Mohammed ging nach Medina, wo er viele Anhänger fand. Im Verlauf der folgenden 23 Jahre wurden ihm nach und nach Vers für Vers des Korans offenbart. Mohammeds Auftrag war, den Menschen Allahs Botschaft zu verkünden. So begann er öffentlich zu predigen. Das wichtigste Gebot des Islam lautet: Es gibt nur einen Gott, der Allah heißt. Seither gilt Mohammed als Prophet, als Verkünder vom Wort Gottes. Er lehrt die Muslime, großzügig gegenüber Armen zu sein und an nur einen Gott zu glauben.

In Mekka wurden der Prophet und seine Anhänger bald verfolgt. Im Jahr 622 n. Chr. wanderte Mohammed in die Oasenstadt Medina aus. Dieses Ereignis gilt auch als Beginn der islamischen Zeitrechnung.[31]

Das heilige Buch der Muslime ist der Koran. Darin steht, was Muslime tun müssen oder nicht tun dürfen. Es gibt fünf Hauptpflichten.
1. Schahāda (islamisches Glaubensbekenntnis)
2. Salāt (Pflichtgebet)
3. Zakāt (Almosengabe)
4. Saum (Fasten im Ramadan)
5. Haddsch (Pilgerfahrt nach Mekka)[32]

---

[29] https://www.kindersache.de/bereiche/wissen/andere-laender/islam, abgerufen am 28.09.2019
[30] https://www.medienwerkstatt-online.de/lws_wissen/vorlagen/showcard.php?id=5746&edit=0, abgerufen am 28.09.2019
[31] Foto: https://pixabay.com/de/images/search/moslem/, abgerufen am 03.10.2019
[32] https://de.wikipedia.org/wiki/Islam, abgerufen am 27.09.2019

Islamische Gebote[33]
1. Setze Allah keinen anderen Gott zur Seite ...
2. Und dein Herr hat bestimmt, ... dass man die Eltern gut behandeln soll.
3. Lass deinem Verwandten sein Recht zukommen, ebenso dem Bedürftigen und dem Reisenden; aber handle nicht verschwenderisch.
4. Tötet nicht eure Kinder aus Furcht vor Verarmung ...
5. Nähert euch nicht der Unzucht.
6. Tötet nicht den Menschen, den Gott für unantastbar erklärt hat, es sei denn bei vorliegender Berechtigung.
7. Nähert euch nicht dem Besitz des Waisenkindes, es sei denn zu seinem Besten, bis es seine Vollkraft erreicht hat.
8. Erfüllt eingegangene Verträge ... und gebt volles Maß, wenn ihr messt.
9. Verfolge nicht das, wovon du kein Wissen hast ...
10. Wandle nicht hochmütig auf Erden umher.

Rituale im Islam[34]
Es gibt etliche Riten, die ihren Ursprung nicht unbedingt im Koran finden, sich aber durch tradierte Überlieferungen übernommen worden sind. Es besteht die Möglichkeit, Traditionen weiterzuleben, so lange der jeweilige Lebensstil sich nicht gegen den Koran richtet.
- Beten: Gläubige Muslime beten jeden Tag fünfmal. Die Gebetszeiten orientieren sich an streng festgelegten Zeiten. Während des Gebetes wendet sich der Blick in Richtung Mekka.
- Rituale im Kindesalter: Bei Neugeborenen wird oftmals der Gebetsruf ins Ohr gerufen oder die abgetrennte Nabelschnur vergraben.
- Fasten: Alle gläubigen Muslime, die körperlich und geistig dazu in der Lage sind, fasten im Fastenmonat Ramadan von Sonnenaufgang bis Sonnenuntergang.
- Pilgerfahrt: Jeder gläubige Muslim sollte einmal in seinem Leben eine Pilgerreise nach Mekka machen.

---
[33] http://www.erich-foltyn.eu/Worldview/Worldview/Dateien/Die_10_Gebote_im_Islam.pdf, abgerufen am 27.09.2019
[34] https://www.dija.de/toolbox-religion/glaubenspraxis/religioese-rituale-alltagsrituale-feste/islam/, abgerufen am 28.09.2019

Wichtige Feiertage:[35][36][37]
- Der Freitag ist der wöchentliche Ruhetag der Muslime. Das Freitagsgebet, das Salāt al-Dschumʿa, ist ein Gemeinschaftsgebet findet unter Leitung eines Imam in der Moschee statt. Der Freitag ist somit auch als Yaum al-Dschumʿa, also als Tag der Zusammenkunft bekannt.
- Ramadan ist die der islamische Fastenmonat, der von der Morgendämmerung bis zum Sonnenuntergang andauert. In dieser Zeit dürfen keine Speisen und Getränke zu sich genommen werden.
  - Nacht der Bestimmung, Lailat al-Qadr, so wird die Nacht bezeichnet, in der der Koran erstmal offenbart wurde. Sie fällt in einen der letzten zehn ungeraden Tage des Monats Ramadans.
  - Fastenbrechen, auch Ramadanfest, (arabisch: Īd al fitr) oder Zuckerfest (türkisch: Şeker Bayramı) genannt, findet am Ende des Fastenmonats Ramadan statt. Es beginnt mit dem Sonnenuntergang des letzten Fastentages.
- Islamisches Opferfest (arabisch: Īd al-Adhā; türkisch: Kurban Bayramı) Das Opferfest ist das höchste islamistische Fest und wird etwa 70 Tage nach dem Īd al fitr in Erinnerung an den Propheten Abrahmen gefeiert (Opferung Isaaks). Hierbei opfern Muslime ein Tier (Kuh oder Schaf) als Beweis der Loyalität zu Allah. Dieses Fest dauert vier Tage.
- Aschura (Āschūrā), so wird der zehnte Tag des Monats Muharram genannt. Muharram ist der erste Monat des islamischen Kalenders und einer der vier heiligen Monate des Jahres im Islam. An Aschura feiern Sunniten die Strandung des Propheten Noah nach der Sintflut, und die Schiiten betrauern die Tragödie von Husain ibn Ali und seiner Familie (Enkel des islamischen Propheten Mohammed).
- Die Geburt des Propheten (Mawlid an-Nabi) ist ein Ehrentag anlässlich der Geburt Mohammeds. Es wird am 12. Tag des Monats Rabīʿ al-auwal des Islamischen Kalenders gefeiert Dieser Tag wird oft auch als Lichterfest gefeiert, bei dem viele Moscheen erleuchtet sind.

---

[35] https://www.dija.de/toolbox-religion/glaubenspraxis/religioese-rituale-alltagsrituale-feste/islam/, abgerufen am 28.09.2019
[36] https://www.uni-due.de/esf/kinder/seiten/s00190.html, abgerufen am 28.09.2019
[37] https://de.wikipedia.org/wiki/Islamische_Festtage, abgerufen am 28.09.2019

- Das erste Auftreten Mohammeds als Prophet (Eid-e Mab'as) wird als Fest der göttlichen Erwählung Mohammeds zum Propheten gefeiert.
- Die Nachtreise des Propheten (lailat al-isrā) soll Mohammed vom Engel Gabriel zur »Entfernten Moschee« und in den Himmel geführt haben.
- Die Nacht der Vergebung (Lailat al-Barā´a) wird auch die Nacht der Befreiung vom Feuer genannt. Sie findet in der Nacht vom 14. und 15. des Monats Scha'bān (ist der achte Monat des islamischen Kalenders) statt.

Der Buddhismus[38]

Der Buddhismus kommt aus Asien und ist von Beginn an eine Mönchsreligion. Manche Menschen sehen im Buddhismus eine Art Religion, andere wiederum sehen ihn als eine Philosophie, welche mit einer Idee verbunden ist, wie man richtig leben soll. Der Namensgeber des Buddhismus ist Buddha. So wurde Siddharta Gautama von seinen Anhängern genannt.

Für Gautama und seine Anhänger ist es wichtig, dass man Gutes im Leben tut und keinem anderen – weder Mensch noch Tier – Leid zufügt. Ebenso ist es Teil dieser Glaubensrichtung, dass buddhistisch gläubige Menschen eher bescheiden leben. Wenn die Menschen sich nicht an ihren Besitz klammern, dann fällt es ihnen leichter, das Ziel der Erleuchtung, das Nirvana, zu erreichen.

Buddhisten glauben an die Wiedergeburt. Daran, dass die Seele weiterlebt und man als ein anderer Mensch oder auch als ein anderes Tier wiedergeboren wird. Wer das Nirvana erreicht hat, wird nicht wieder geboren.

Anders als im Christentum, Judentum, dem Islam oder dem Hinduismus kennt der Buddhismus an sich keine Gottheiten. Dazu hatte Buddha die Meinung: Wenn jemand erleuchtet werden will, muss er selbst etwas dazu tun, ein Gott kann ihm nicht helfen.

Buddhisten leben nach verschiedenen Regel-Werken. Für die Buddhisten gehören der Edle Achtfache Pfad der Erkenntnis und die Fünf sittlichen Ge-

---
[38] https://klexikon.zum.de/wiki/Buddhismus, abgerufen am 27.09.2019

bote dazu. Buddhistische Nonnen und Mönche leben zusätzlich nach den Zehn-Sitten-Regeln und der Patimokha.

Die Lebensregeln des »Edlen Achtfachen Pfades« der Erkenntnis[39]
1. Bemühe dich um Weisheit und verhalte dich immer richtig.
2. Sei gelassen und friedfertig.
3. Lüge niemals.
4. Tue keinem Lebewesen Böses und stehle nicht.
5. Schade niemanden und zerstöre nicht die Natur.
6. Gib dir Mühe und erfülle deine Pflichten, auch in der Religion.
7. Sei achtsam, denke und handle stets besonnen.
8. Konzentriere dich, denke nach und meditiere.

Die fünf sittlichen Gebote[40]
1. Töte keine Lebewesen, weder Menschen, Tiere noch Pflanzen.
2. Nimm nicht, was dir nicht zu steht, also stehle nicht.
3. Sei nicht unkeusch.
4. Sprich nicht die Unwahrheit, verletze andere nicht durch Worte und führe keine sinnlosen Gespräche.
5. Nimm keine berauschenden Mittel wie Alkohol oder Drogen, damit Geist und Verstand klar sind.

Buddhistische Rituale[41]
Wie in jeder Religion gibt es auch im Buddhismus viele Rituale und Bräuche. Beispiel: Um Buddhist zu werden, muss man an die Drei Juwelen glauben. Sie werden auch Drei Zufluchten genannt. Um zu zeigen, dass man an die Drei Zufluchten glaubt, sagt man: »*Ich nehme Zuflucht zu Buddha, dem Erleuchteten. Ich nehme Zuflucht zu Dharma, der Lehre des Buddha. Ich nehme Zuflucht zu Sangha, der Glaubensgemeinschaft der Buddhisten.*« Dies wiederholt man dreimal.

---

[39] https://www.religionen-entdecken.de/lexikon/a/achtfacher-pfad-der-erkenntnis, abgerufen am 27.09.2019
[40] https://www.religionen-entdecken.de/lexikon/f/fuenf-sittliche-gebote, abgerufen am 27.09.2019
[41] NN (2017): Mach dich schlau! Was denkst du? Macht was zusammen. Aktion Schulstunde zur ARD-Themenwoche, Rundfunk Berlin-Brandenburg: 18ff.

Weiter spezielle Rituale finden sich in den nachfolgenden Themen wieder:
- Verehrung und Zufluchtnahme
- Ethische Lebensrichtlinien
- Essen
- Fasten
- Geburt
- Eintritt ins Erwachsenenalter
- Eheschließung
- Haussegnung
- Bestattung

Buddhistische Feiertage[42][43]
Innerhalb der Theravāda-Tradition gibt es drei wichtige Feste. Jedes wird einmal im Jahr abhängig von der Mondphase gefeiert. Dann gibt es noch einige Uposatha-Tage am Vollmond, mit spezieller Bedeutung im buddhistischen Kalender
1. Vesakh Fest (Vesakha Pūjā): Am Vollmondtag im Mai findet das schönste und heiligste aller buddhistischen Feste statt – der Buddha-Tag. Buddhisten zelebrieren an diesem Festtag die Geburt, die Erleuchtung und das Aufgehen Buddhas im Parinibbāna, dem Endgültigen Nibbāna (Sterbetag).
2. Vassa (Khao Phansa): Diese Zeremonie wird im Juli zum Beginn der Regenzeit (Vassa) begangen und erinnert an die erste Predigt des Buddha in der Öffentlichkeit. Es finden Prozessionen mit Blumen und Kerzen statt. Während der Regenzeit zogen sich die Mönche und Nonnen früher in eine Hütte oder in ein Kloster zurück.
3. Kathina-Fest (Thot Kathin): Diese Zeremonie wird zum Ende der Regenzeit an einem beliebigen Tag zwischen den beiden Vollmonden im Oktober und November begangen. Den religiösen Höhepunkt bilden die Kathina-Feierlichkeiten, bei denen die Anhänger in Prozessionen zu den Klöstern ziehen, um den Mönchen in einer feierlichen Zeremonie neue Gewänder und andere Geschenke zu überreichen.

---

[42] Schmidt M (o.A.): Zeremonien und Rituale für Buddhisten in Deutschland in der Theravāda-Tradition; Hrsg: Theravāda AG der DBU
[43] https://de.wikipedia.org/wiki/Uposatha, abgerufen am 28.09.209

4. Uposatha: Tag der inneren Einkehr, der Erneuerung der Dhamma-Praxis – Gleichgesinnte meditieren an diesem Tag bis spät in die Nacht hinein.
5. Magha Puja oder auch Sangha-Tag genannt erinnert an die spontane, nicht abgesprochene Versammlung von 1250 Arahants (buddhistischen Praktizierenden einer »würdigen« Stufe) vor dem Buddha.
6. Asalha Puja oder der Dhamma-Tag, erinnert an die erste Rede des Buddha nach seiner Erleuchtung vor seiner Gefolgschaft.
7. Pavarana-Tag kennzeichnet das Ende der dreimonatigen Regenzeitklausur. Im Folgemonat findet die Kathina-Zeremonie (s. o.) statt.
8. Anapanasati-Tag: Anapanasati bedeutet Achtsamkeit der Atmung und ist eine Form der buddhistischen Meditation. Buddha war am Ende der dreimonatigen Regenzeit überaus zufrieden mit dem geistigen Fortschritt seiner Mönche, deshalb schlug er vor, die Zeit des Rückzugs um einen Monat zu verlängern. Am Ende dieses Monats stellte er diese Achtsamkeitsmeditation vor.

Der Hinduismus[44][45][46][47][48][49][50]

Der Hinduismus zählt zu den ältesten Religionen der Welt und wird als Urmutter aller Religionen bezeichnet. Er hat seinen Ursprung in Indien und ist eine polyethische Religion. Das bedeutet, dass es im Hinduismus nicht nur einen, sondern unzählige Götter gibt.

---

[44] https://de.wikipedia.org/wiki/Hinduismus, abgerufen am 29.09.2019
[45] https://www.helles-koepfchen.de/wissen/geschichte-und-kultur/die-grossen-weltreligionen/der-hinduismus.html, abgerufen 29.09.2019
[46] NN (2017): Mach dich schlau! Was denkst du? Macht was zusammen. Aktion Schulstunde zur ARD-Themenwoche, Rundfunk Berlin-Brandenburg: 14ff.
[47] https://www.id-reisewelt.de/indien/allgemeine-informationen/Hinduismus/, abgerufen am 29.09.2019
[48] http://www.kidsweb.de/religionen_spezial/hinduismus/der_hinduismus.html, abgerufen am 29.09.2019
[49] https://www.herzstueck-mag.de/die-10-lebensregeln-des-hinduismus-und-was-wir-daraus-lernen-koennen/, abgerufen am 29.09.2019
[50] https://www1.wdr.de/dossiers/religion/hinduismus/rituale100.html, abgerufen am 29.09.2019

Wann genau der Hinduismus entstand, ist nicht eindeutig bekannt, da es keinen sogenannten Gründer gibt. Die Wurzeln dieser Glaubensrichtung reichen etwa bis 5000 Jahre v. Christus zurück. Es wird davon ausgegangen, dass sich aus den überlieferten Traditionen die Religion etwa 1000 Jahre v. Christus in Indien gebildet hat. Die Inder nennen ihre Religion Sanatana Dama, was so viel heißt wie »Die ewige Ordnung«.

Der Name Hinduismus kommt vom indischen Fluss Indus. Einwanderer, welche an diesem Fluss wohnten, wurden von den einheimischen Hindus genannt. Heute werden alle Menschen, die dieser Glaubensrichtung angehören, Hindus genannt.

Der Hinduismus vereint verschiedene Religionen, die sich teilweise mit gemeinsamen Traditionen überlagern und gegenseitig beeinflussen, in heiligen Schriften, Glaubenslehren, der Götterwelt und Ritualen, die aber auch Unterschiede aufweisen.

Die wichtigsten spirituellen Strömungen innerhalb der hinduistischen Religionen sind
- Vishnuismus
- Shaktismus
- Shivaismus

Hindus glauben – unabhängig davon, an welchen Gott die Person glaubt –, dass die Seele eines Menschen unsterblich ist und stets wieder in einen neuen Körper inkarniert. Der Glaube der Hindus beeindruckt durch das individuelle Verständnis für die unterschiedlichen Wege zum Göttlichen. Das Ziel aller Hindus ist gleich: der ewige Kreislauf, bestehend aus Geburt, Tod und Wiedergeburt, dem Samsara. In welcher Art und Weise der Mensch wiedergeboren wird, liegt daran, wie er sich in seinem jetzigen Leben verhält. Dieses Phänomen wird von den Hindus als Karma bezeichnet. Karma ist sozusagen das Gesetz des Ausgleichs. Getreu dem Motto: »Tue Gutes und dir widerfährt Gutes.«

Die Hindus sind davon überzeugt, dass die Seele eines Menschen ewig ist und sie nach den Gesetzmäßigkeiten des Karmas mehrfach wiedergeboren werden kann. Das Ziel der Seele ist es, im Göttlichen aufzugehen. Natürlich haben alle Taten des bisherigen und jetzigen Lebens Auswirkungen darauf ob das Lebewesen im nächsten Leben glücklicher oder unglücklich ist. Aufgrund dessen hat der Hindu tagtäglich seine Pflichten gegenüber der Familie, der Gesellschaft und dem Göttlichen zu erfüllen.

Hinduistische Gebote/Lebensregeln
Die zehn Lebensregeln im Hinduismus lauten:
1. Halte dich rein.
2. Sei zufrieden.
3. Sei freundlich und geduldig.
4. Bilde dich.
5. Richte dich nach den Göttern.
6. Zerstöre und verletze nicht.
7. Lüge nicht.
8. Stehle nicht.
9. Beneide andere nicht.
10. Sei nicht unbeherrscht und gierig.

Hinduistische Rituale
Das hinduistische Leben ist geprägt von Ritualen, beginnend bei der Geburt und endend beim Tod. Diese Riten sind so vielfältig wie der Hinduismus selbst und haben ebenso viele Widersprüche – mit einer Ausnahme: Die Kuh ist heilig!

Der Alltag jedes Hindu ist von religiösen Handlungen durchdrungen. Hausaltäre oder Bilder werden mit Blumen geschmückt, Götterbilder angebetet und mit Räucherkerzen verehrt. Ebenso werden Pflanzen, Tiere, Flüsse oder Berge angebetet, verstorbene Verwandte, Gurus, manchmal auch Fernsehstars wie Heilige verehrt.

Mit hinduistischen, pflegebedürftigen Bettlägerigen kann so etwa ein kleiner Altar mit dem gewünschtem Götterbild angelegt und mit Blumen geschmückt werden (Blumen gelegentlich erneuern – diese sollten nämlich frisch sein und nicht künstlich!).

Traditionelle Hindus begrüßen sich mit Namaste, was übersetzt heißt »Ich verbeuge mich vor dem Göttlichen in dir«. Dazu werden die Handflächen auf Höhe des Herzens zusammengepresst und der Kopf leicht nach vorne gebeugt. Das Wort Namaste wird nicht gesprochen. Namaste ist die bloße Geste. Dieser Gruß symbolisiert gegenseitigen Respekt und kann durchaus von Pflege- und Betreuungspersonen übernommen werden.

Traditionelle Hindus beginnen und beschließen jeden Tag mit einem Morgen- und Abendritual. Dazu gehört die rituelle Reinigung, bestimmte Atemübungen, das Rezitieren heiliger Verse, die Verehrung der Götter und die Vertreibung von Geistern und Dämonen.

Bei der Beerdigung eines Hindus werden die Toten nicht begraben, sondern im Freien verbrannt. Meistens geschieht das in der Nähe eines Flusses. Viele Hindus kommen zum Sterben extra an einen heiligen Fluss. Nach der Trauerfeier nehmen die Angehörigen dort ein Bad. Nach ein paar Tagen wird die Asche des Toten eingesammelt und im heiligen Fluss verstreut.

Hinduistische Feier- und Festtage[51][52]
- Makar Sankranti (14./15. Januar): das Erntedankfest, auch Pongal genannt oder auch Sommersonnenwende.
- Kumbh Mela (alle 3 Jahre am 15. Januar): Das Krugfest ist das größte Fest der Welt. Hindus reinigen sich von allem Schlechten im Fluss Ganges.
- Mahashivaratri (04. März): die große Nacht des Shiva.
- Holi (21. März): Das Frühlingsfest, das bunt, nass und laut gefeiert wird. Gefeiert wird der Sieg des Guten über das Böse und die Liebe des Gottes Krishna zu den Menschen.
- Rama Navami (14. April): Fest zum Geburtstag Ramas.
- Rathayatra (04. Juli): das Wagenfest.
- Guru Purnima (16. Juli): Verehrung der Lehrer für ihre Weisheit und Erfahrung.
- Krishna Janmashtami (23. August): Geburtstagsfeier des Lieblingsgottes Krishna.

---

[51] https://www.hamburg.de/feiertage-hinduismus/, abgerufen am 29.09.2019
[52] https://www.religionen-entdecken.de/feste/startseite, abgerufen am 29.09.2019

- Ganesha Chaturthi (02. September): Fest zu Ehren des elefantenköpfigen Gottes.
- Purga Puja oder Navaratri (29. September bis 08. Oktober): Fest für die Göttinnen.
- Dashahra oder Navaratri (08. Oktober): zehntägiges Fest, das der göttlichen Mutter gewidmet ist.
- Divali (27.–31. Oktober): das Lichterfest für die Glücksgöttin Lakshmi.

4.9.2 Kultursensible Sterbebegleitung – religiöse Rituale

Bedeutung des Todes und Sterbebegleitung im Christentum
Häufig vertretende Annahmen zum Tod und Sterben im Christentum
- Sterben ist für die Christen die letzte Chance, sich auf das Leben nach dem Tod vorzubereiten.
- Krankheit und das Sterben werden oftmals als Strafe Gottes erlebt.
- Die Seele existiert in einer anderen Form in dieser Welt weiter.
- Im »Himmel« befindet man sich in der Nähe Gottes. Man kommt dort hin, wenn man sich im Laufe des Lebens Gott zuwendet hat.
- In der »Hölle« findet man sich wieder, wenn man sich im Laufe des Lebens weit von Gott abwendet – vor allem in letzter Endgültigkeit.

Rituale sind ...
- Besuch eines Seelsorgers
- Praxis des Abendmahls / der Krankensalbung
- Schuldbekenntnisse ablegen (Beichte)
- Kruzifix mit Darstellung des Körpers Jesu Christi tragen oder aufstellen
- Rosenkranz beten
- Marien- oder Heiligenbilder aufstellen und anbeten
- Vorlesen aus der Bibel

Gebete für Sterbende
Gebete und Gedanken für sterbende Christen finden sich in den jeweiligen Gesangbüchern und natürlich der Bibel, besonders in den Psalmen. Als Gebet in jeder Lebenssituation kann das »Vater unser« gesprochen werden.

Bedeutung des Todes und Sterbebegleitung im Judentum
Häufig vertretende Annahmen zum Tod und Sterben im Judentum
- Das irdische Leben wird stark betont.
- Die Seele ist göttlich und daher unsterblich.
- Die Annahmen über das Leben nach dem Tod sind verschwommen.
- Der Glaube an eine Auferstehung und ein Leben nach dem Tod ist verbreitet.
- Die Gerechtigkeit Gottes wird betont
- Der Glauben an den gerechten, »richtenden« Gott ist vorhanden.
- Die Fehler des Menschen (Sünden) werden mit den »guten Taten« des Menschen verrechnet.
- Sterbende Juden erinnern sich gerne an die von ihnen eingehaltenen Glaubensvorschriften.

Rituale sind ...
- Im Judentum gibt es keine Sterberiten.
- Der sterbende Jude legt vor seinem Tod eine stille Beichte ab und segnet seine Kinder.

Gebete für Sterbende
Die Juden sprechen angesichts des nahenden Todes die erste Zeile eines Gebetes namens Schema: »Höre, Israel, der Herr, unser Gott, ist der einzige Gott«. Ein Trost für viele Sterbende ist auch das Wissen, dass nach ihrem Tod jemand das Kaddisch, ein spezielles Trauergebet, für sie sprechen wird.

Bedeutung des Todes und Sterbebegleitung im Islam
Häufig vertretende Annahmen zum Tod und Sterben im Islam
- Sterben ist »Kismet« (Schicksal).
- Im Tod kehrt der Mensch zu Gott zurück.
- Der Tod gehört zu den sechs Glaubensartikeln.
- Jeder Mensch sollte Gutes tun und darf auf die Barmherzigkeit Gottes hoffen.

Rituale sind ...
- Der Sterbende möchte in Richtung Mekka blicken.
- Angehörige übernehmen die religiöse Begleitung.

- Sind keine Angehörigen vorhanden, dürfen andere gläubige Muslime diese Aufgabe übernehmen.
- Es wird aus dem Koran gebetet und vorgelesen.
- Es wird das Glaubensbekenntnis »Es gibt keinen Gott außer Allah, und Mohammed ist sein Prophet« gesprochen.
- Der Besuch eines Imams ist in der Regel erwünscht.

Gebete für Sterbende
Um Gott noch einmal ihre Ehrerbietung zu erweisen, beten Muslime die fünf vorgeschriebenen täglichen Gebete, das oben erwähnte Glaubensbekenntnis und manchmal auch ein persönliches, freies Gebet. Für Strenggläubige sind Übersetzungen des Korans aus dem Arabischen in andere Sprachen nicht erlaubt, daher sollten Pflegende keine Texte aus Koranübersetzungen vorlesen, falls dies der Betroffene nicht ausdrücklich wünscht.

Bedeutung des Todes und Sterbebegleitung im Buddhismus
Häufig vertretene Annahmen zum Tod und Sterben im Buddhismus
- Es gibt den Glauben an den Zyklus von Wiedergeburten.
- Gläubige lernen aus der Vergangenheit und nähern sich stufenweise dem Nirwana.
- Buddhisten können den bevorstehenden Tod gelassen akzeptieren.
- Durch das Hören bestimmter tiefgründiger Lehren im Moment des Todes besteht nach buddhistischer Auffassung die Möglichkeit, Befreiung oder Erleuchtung zu erlangen.

Rituale sind ...
- Der Sterbende soll einen möglichst gelassenen Bewusstseinszustand erreichen, um seine Wiedergeburt positiv zu beeinflussen.
- Die Sutren (buddhistische Lehren) werden vorgesungen.
- Es kann ausgiebige Meditationen geben.
- Das Tibetisches Buch der Toten kann dem Sterbenden vorgelesen werden. Das geschieht i. d. R. durch einen Meister oder tibetischen Freund.

Gebete für Sterbende
Der Besuch einer buddhistischen Nonne oder eines buddhistischen Mönchs kann für den Sterbenden von Bedeutung sein.

»Eine tiefsinnige Belehrung zur spontanen Befreiung durch die Andacht der friedvollen und schrecklichen Gottheiten ist dies die Große Befreiung durch hören, ein Gebet für den Zwischenzustand des wahren Seins.«[53]

Bedeutung des Todes und Sterbebegleitung im Hinduismus
Häufig vertretende Annahmen zum Tod und Sterben im Buddhismus
- Das Leben ist in vier Abschnitte gegliedert:
  - Zeit der Erziehung
  - Zeit der Tätigkeit in dieser Welt
  - Die Zeit der Ablösung in dieser Welt
  - Das Warten auf die Befreiung durch den Tod
- Der Glaube an die Wiedergeburt (Reinkarnation) ist vorhanden.
- Der Glaube an Seelenwanderung (alter Todesmythos) ist vorhanden.

Rituale
- Die Rituale variieren stark.
- Hindus ist die körperliche Reinigung sehr wichtig:
  - Es wird nicht nur der Körper, sondern auch die Seele gereinigt.
  - Eine Waschung muss unter fließendem Wasser erfolgen.

Gebete für Sterbende
Dem Sterbenden werden Worte aus dem Veden vorgelesen. Der Veda / die Veden ist/sind eine schriftliche Sammlung religiöser Texte im Hinduismus.

Der Pandit (Hindu-Priester) kommt zur Unterstützung beim Beten.

> **Wichtig** **Beachten Sie!**
>
> Auch Sterbende, die keiner religiösen Gemeinschaft angehören oder sich von ihrem Glauben distanziert haben, haben religiöse oder spirituelle Bedürfnisse! Auch diese gilt es bestmöglich zu beachten und zu respektieren!

---

[53] Aus: Das Tibetische Buch der Toten Bardo-Thödol, http://www.bodhibaum.net/bardo/bardo-einleitung.htm, abgerufen am 16.01.2020

Schlussworte

Erinnern Sie sich? Zu Beginn dieses Buches habe ich Sie auf eine Reise eingeladen. Und Sie sind mir gefolgt – bis hierher. Nachdem ich Sie mit unterschiedlichen Wohnmöglichkeiten bekannt gemachte habe, stellte ich Ihnen auch die »1,9 m^2-Behausung« vor, die pflegebedürftige, bettlägerige Menschen als ihren Lebensraum bezeichnen können. Dieser Lebensraum ist irgendwo zu finden – in den Zimmern von professionellen Pflegeeinrichtungen, in Privatwohnungen, in betreuten Wohngemeinschaften, Krankenhäusern etc. Oftmals wirkt dieser Lebensraum wie ein Gefängnis, das die Betroffenen »einsperrt« und ihnen kaum Entfaltungsmöglichkeiten lässt. Doch Sie, die Sie sich auf diese Reise begeben haben, sind als Pflege- und Betreuungsperson daran interessiert, diesen Raum zu vergrößern. In welcher Form auch immer das sein wird. Dafür danke ich Ihnen und hoffe, Ihnen dabei ein paar gute Anregungen gegeben zu haben.

Die eine oder andere Aktivierungsmaßnahme haben Sie mit Sicherheit schon ausprobiert. Mit Erfolg oder auch nicht. Das ist irrelevant. Wichtig ist: Sie haben sich auf die Ebene der hilfe- und pflegebedürftigen, bettlägerigen Person begeben und den sehr kleinen und begrenzten »Lebensraum Bett« für eine Weile vergrößert und dazu beigetragen, die Lebensqualität der Betroffenen zu steigern.

Es war sicherlich ein gutes Gefühl, sich als Besucher an das Pflegebett, den Lebensraum der hilfe- und pflegebedürftigen Person zu begeben, ihre Persönlichkeitsrechte in den Fokus zu rücken und den schier endlos lang wirkenden Tag zu strukturieren, zu unterbrechen und für eine geraume Zeit kurzweilig erscheinen zu lassen.

Natürlich sind nicht alle beschriebenen Aktivierungsmaßnahmen für jede hilfe- und pflegebedürftige, bettlägerige Person geeignet. Aber wenn Sie an die jeweilige, ganz individuelle Lebenssituation der hilfe- und pflegebedürftigen, bettlägerigen Person denken, finden Sie bestimmt etwas, was sich realisieren lässt. Vielleicht müssen Sie ein wenig abwandeln oder individualisieren, aber das schaffen Sie auch ganz ohne Anleitung! Denn Sie sind Experte und Expertin in der Pflege und/oder Betreuung Ihrer Pflegebedürftigen – Sie kennen die Menschen und können ihre Bedürfnisse erkennen und dazu beitragen, sie zu erfüllen. Darauf können Sie stolz sein!

Nun haben wir eine lange und intensive Reise hinter uns gebracht und viele Dinge aus der Alltäglichkeit in einem anderen Blickwinkel betrachtet. Wir haben erlebt, wie aus Kleinigkeiten, Großartiges entstehen kann.[54] Die Reise endet hier. Genau hier an dieser Stelle, und ich freue mich, dass wir sie gemeinsam unternommen haben.

---

[54] Glück J (2006): Schulungsmaßnahme zu Betreuungsangeboten, Straubing.

Literatur

Abderhalden C (2012): Milieugestaltung. In: Sauter D et al. (Hrsg). Lehrbuch psychiatrische Pflege. 3. Auflage, Huber Verlag, Bern.

Achtfacher Pfad der Erkenntnis. https://www.religionen-entdecken.de/lexikon/a/achtfacher-pfad-der-erkenntnis, abgerufen am 27.09.2019

Andere Länder. Islam. https://www.kindersache.de/bereiche/wissen/anderelaender/islam, abgerufen am 28.09.2019

Ätherische Öle. https://www.primaveralife.com/shop/aetherische-oele, abgerufen am 13.06.2019

Buddhismus. https://klexikon.zum.de/wiki/Buddhismus, abgerufen am 27.09.2019

Christentum. https://de.wikipedia.org/wiki/Christentum, abgerufen am 27.09.2019

Christentum. https://klexikon.zum.de/wiki/Christentum, abgerufen am 27.09.2019

Das ABC der gesunden Teesorten. https://rp-online.de/leben/gesundheit/ernaehrung/das-abc-der-gesunden-teesorten_iid-8799755, abgerufen am 18.08.2019

Delvaux de Fenffe G. Die Mizwot: Gesetze und Rituale. https://www.planet-wissen.de/kultur/religion/judentum/pwiediemizwotgesetzeundrituale100.html, abgerufen am 28.09.2019

Der Hinduismus. In der Welt der 330 Millionen Götter und Gottheiten. https://www.id-reisewelt.de/indien/allgemeine-informationen/Hinduismus/, abgerufen am 29.09.2019

Der Hinduismus. http://www.kidsweb.de/religionen_spezial/hinduismus/der_hinduismus.html, abgerufen am 29.09.2019

Der Hinduismus. https://www.helles-koepfchen.de/wissen/geschichte-und-kultur/die-grossen-weltreligionen/der-hinduismus.html, abgerufen am 29.09.2019

Die 10 Lebensregeln des Hinduismus und was wir daraus lernen können. https://www.herzstueck-mag.de/die-10-lebensregeln-des-hinduismus-und-was-wir-daraus-lernen-koennen/, abgerufen am 29.09.2019

Die 10 Gebote und was Mohammed daraus im Koran gemacht hat …: http://www.erich-foltyn.eu/Worldview/Worldview/Dateien/Die_10_Gebote_im_Islam.pdf, abgerufen am 27.09.2019

Entstehung des Islam. https://www.medienwerkstatt-online.de/lws_wissen/vorlagen/showcard.php?id=5746&edit=0, abgerufen am 28.09.2019

Feiertage. https://www.zentralratderjuden.de/judentum/feiertage/, abgerufen am 28.09.2019

Feste und Feiertage. https://www.uni-due.de/esf/kinder/seiten/s00190.html, abgerufen am 28.09.2019

Feste und wichtige Zeiten. https://www.religionen-entdecken.de/feste/startseite, abgerufen am 29.09.2019

Fräntzel E (2019): Was sind Phantasiereisen? https://www.meditationsuebung.de/phantasiereisen_info.html, abgerufen am 03.10.2019

Fünf sittliche Gebote. https://www.religionen-entdecken.de/lexikon/f/fuenf-sittliche-gebote, abgerufen am 27.09.2019

Fußmassage Anleitung - Schritt für Schritt erlernen. https://www.wellnessheimstudium.de/klassische-massagetechniken/fussmassage-anleitung, abgerufen am 25.08.2019

Glück J (2006): Schulungsmaßnahme zu Betreuungsangeboten. Straubing.

Grüner Tee Gesundheit. https://www.gruenertee.com/wirkung/, abgerufen am 23.08.2019

Handmassage selber machen. https://www.rundumgesund.de/lifestyle/wellness/handmassage-selber-machen-anleitung-tipps/, abgerufen am 25.08.2019

Hand-Massage. https://www.weleda.de/magazin/schoenheit/hand-massage, abgerufen am 25.08.2019

Hinduismus. https://de.wikipedia.org/wiki/Hinduismus, abgerufen am 29.09.2019

Islam. https://de.wikipedia.org/wiki/Islam, abgerufen am 27.09.2019

Islamiasche Festtage. https://de.wikipedia.org/wiki/Islamische_Festtage, abgerufen am 28.09.2019

Judentum. https://klexikon.zum.de/wiki/Judentum, abgerufen am 27.09.2019

Kellers R. Regeln und Rituale des Hinduismus. https://www1.wdr.de/dossiers/religion/hinduismus/rituale100.html, abgerufen am 29.09.2019

Kesselring A (1996): Einführung: Die Lebenswelt der Patienten In: Kesselring A (Hrsg.): Die Lebenswelt der Patienten, Verlag Hans Huber, Bern.

Kopfmassage-Anleitung: Schritt für Schritt entspannt. https://www.nivea.de/beratung/lifestyle/kopfmassage-anleitung-fuer-das-wohlfuehlprogramm, abgerufen am 25.08.2019

Kräutertees und ihre Wirkung: Welcher Tee hilft wogegen? https://www.wunderweib.de/kraeutertees-und-ihre-wirkung-welcher-tee-hilft-wogegen-101439.html, abgerufen am 18.08.2019

Mamerrow R, Schäffler A (2017): Immobilität. Verfügbar unter: https://www.apotheken.de/krankheiten/5811-immobilitaet, abgerufen am 20.04.2019

N N (2017): Mach dich schlau! Was denkst du? Macht was zusammen. Aktion Schulstunde zur ARD-Themenwoche, Rundfunk Berlin-Brandenburg: 8 f.

N N (2017): Mach dich schlau! Was denkst du? Macht was zusammen. Aktion Schulstunde zur ARD-Themenwoche, Rundfunk Berlin-Brandenburg: 18 ff.

N N (2017): Mach dich schlau! Was denkst du? Macht was zusammen. Aktion Schulstunde zur ARD-Themenwoche, Rundfunk Berlin-Brandenburg: 14 ff

Noachidische Gebote. https://www.religionen-entdecken.de/lexikon/n/noachidische-gebote, abgerufen am 27.09.2019

Perrar KM et al. (2011): Gerontopsychiatrie für Pflegeberufe, Georg Thieme Verlag KG, Stuttgart.

Religiöse Feiertage im Hinduismus. https://www.hamburg.de/feiertage-hinduismus/, abgerufen am 29.09.2019

Religiöse Rituale/Alltagsrituale/Feste im Christentum. https://m.dija.de/toolbox-religion/glaubenspraxis/religioese-rituale-alltagsrituale-feste/christentum/, abgerufen am 27.09.2019

Religiöse Rituale/Alltagsrituale/Feste im Islam. https://www.dija.de/toolbox-religion/glaubenspraxis/religioese-rituale-alltagsrituale-feste/islam/, abgerufen am 28.09.2019

Rudert B: Der therapeutische Tischbesuch. http://www.bettinarudert.de/html/therapeutischer_tischbesuch_-_ttb_-_fuhlschnur-_kiefer-rudert-mi.html, abgerufen am 17.08.2019

Schmidt M (o. A.): Zeremonien und Rituale für Buddhisten in Deutschland in der Theravāda-Tradition; Hrsg: Theravāda AG der DBU.

Schweller G (2014): Multikulturelle Begegnung, Schulungsunterlagen für das Sterbebegleitungsseminar für Betreuungs- und Pflegekräfte.

Snoezelen in einem Snoezel-Wasserbett. https://www.wasserbettxl.de/blog/snoezelen-einem-snoezel-wasserbett/, abgerufen am 22.08.2019

Toupet T. Du hast die Haare schön. https://www.golyr.de/tim-toupet/songtext-du-hast-die-haare-schoen-477004.html, abgerufen am 25.08.2019

Uposatha. https://de.wikipedia.org/wiki/Uposatha, abgerufen am 28.09.209

Watzlawick P, Beavin JH, Jackson DD (2007): Menschliche Kommunikation. Formen, Störungen, Paradoxien, Huber Verlag, Bern: 53–70.

Weißer Tee: unschuldig, blütenzart und traditionsreich. https://tee-kaffeeshop.com/weisser-tee-wirkung/, abgerufen am 23.08.2019

Wippich M (2006): Snoezelen – Sinnesanregung mit therapeutischer Wirkung, München, GRIN Verlag, https://www.hausarbeiten.de/document/110983, abgerufen am 03.10.2019

Zegelin A (2013): Festgenagelt sein. Der Prozess des Bettlägerigwerdens. Hogrefe AG, Bern.

Zehn Gebote im Judentum. https://www.religionen-entdecken.de/lexikon/z/zehn-gebote-im-judentum, abgerufen am 27.09.2019

Bildnachweis

Abb. 1: daffodilred – Fotolia.com
Abb. 2 bis Abb. 6: Gabriele Schweller
Abb. 7: barneyboogles – Fotolia.com

Register

Anrede 20
Aromapflege 29, 32, 34, 38, 39
Atmosphäre 145

Backen 73
Berufe 122
Berufsleben 121
Besuch 18
− ankündigen, 5 Schritte 18
Bettlägerigkeit 11, 13, 14
Bewegung 22
Biografiearbeit 118, 120
Buddhismus 161, 170

Christentum 151, 168

Daten
− biografische 120
Dauer
− der Aktivierung 23
Duft 31, 32
Duftmischung 31, 32
Duftöle 31
Duzen 20

Eltern-Ich-Ebene 21
Entspannung 142
Erinnerungsarbeit 118
Erinnerungskiste 140

Fantasiereise 132
Fenster
− imaginäres 129
Fernsehen 113
Fingermassage 58
Fotoalbum 130
Fühlschnur 108
Füße 42
Fußmassage 61

Gartenarbeit 105
Geruchssinn 33
Glaubensrituale 149

Haarewaschen 102
Haarpflege 98
Haltung 16
Hände 48
Handmassage 56
Hautpflege 38
Hinduismus 164, 171
Hobbys 127

Immobilität 11
− fünf Phasen 12
Immobilitätssyndrom 14
Instabilität 12
Islam 158, 169

Judentum 154, 169

Kaffeeklatsch 76
Kind-Ich-Ebene 21
Kochen 67, 69, 70
Kognition 45
Kopfmassage 64
Körpereinigung 36
Körperpflege 34
Körperwahrnehmung 22
Krankenbeobachtung 28
Kuscheln 53

Lebensraum 11, 15
Live-Musik 25

Malen 86, 88, 91, 94
Märchen 146, 148
Massagen 56
Milieugestaltung 135
Musik 22, 24

Öle
– ätherische 31
Öl-Peeling 57
Ortsfixierung 13

Raumbeduftung 32
Reizarmut 48
Ritualkoffer 140

Schatzkiste 140
Selbstbestimmtheit 118
Sinnesanregung 42
Sinneswahrnehmung 22
Snoezelen 142
Spiegelbild 67
Spiritualität 118, 149
Sterbebegleitung 168, 169, 170, 171
– kultursensible 168
Stimmung 138

Tanzen 26
Tastdecke 111
Tastschachtel 49, 51
Teatime 80
Teesorten 82
Tod 168, 169, 170, 171
Traumreise 132, 133

Umgebungsgestaltung 135

Wahrnehmung 45
– taktile 48
Weltreligionen 151
Wetter 112
Wohnraumanpassung 138

Zimmerfarben 138

Für mehr Ruhe und Konzentration

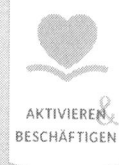

AKTIVIEREN & BESCHÄFTIGEN

Birgit Henze

Aktivieren mit Handgymnastik
Fingerspiele für Menschen mit und ohne Demenz

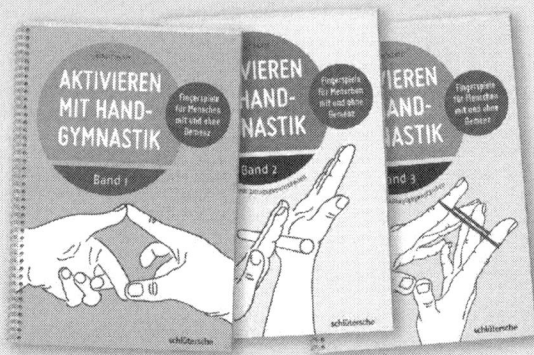

Je 48 Seiten, Spiralbindung

Band 1:
978-3-89993-361-1
Band 2:
978-3-89993-362-8
Band 3:
978-3-89993-377-2

Je € 19,95

Auch als E-Book erhältlich

- Einfach und schnell umzusetzen
- Kognitives Training einmal anders
- Praktisch in der täglichen Betreuung
- Handliches DIN A5-Format mit Spiralbindung und abwaschbarem Umschlag

»Mit diesen Übungen werden mehr als nur die Hände bewegt.«

Birgit Henze

Änderungen vorbehalten.

buecher.schluetersche.de

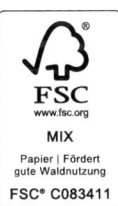

Zeitfracht Medien GmbH
Ferdinand-Jühlke-Straße 7
99095 Erfurt, Deutschland
produktsicherheit@kolibri360.de